TopFitEssen

Wolfgang Beppler
Ernährungsberater

Kontakt zum Autor und Beratung unter
w w w . t o p f i t e s s e n . d e

TopFitEssen

Wolfgang Beppler
Ernährungsberater

Kontakt zum Autor und Beratung unter
w w w . t o p f i t e s s e n . d e

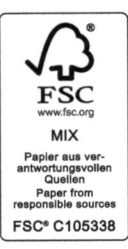

Impressum

Bibliografische Information der Deutschen Nationalbibliothek: Die Deutsche Nationalbibliothek verzeichnet diese Publikation in der Deutschen Nationalbibliografie; detaillierte bibliografische Daten sind im Internet über dnb.dnb.de abrufbar.

© 2019 Wolfgang Beppler
Bilder: © Wolfgang Beppler
Lektorat, Korrektorat, Satz: Katja Beppler
Herstellung und Verlag: BoD – Books on Demand, Norderstedt
ISBN: 9783734790096

Inhalt

Vorwort	S. 9
Meine Erfahrung mit Abnehmen, Sport und gesunder Ernährung	S. 11
Beachte immer	S. 13
Die Gewichtsregulation, einfach erklärt	S. 15
Der Body-Mass-Index BMI	S. 16
Lebensmittel bestehen aus...	S. 17
Die Brennstoffe – Kohlenhydrate	S. 18
Der Umweg des Kohlenstoffs - Das Fett	S. 21
Gute und schlechte Fette	S. 23
Was der Körper sonst noch so verbrennen kann	S. 27
Vitamine und Sekundäre Pflanzenstoffe	S. 29
Mineralstoffe und Ballaststoffe	S. 35
Nahrungsergänzungsmittel	S. 37
Cholesterin	S. 39
Die Wertigkeit, Messungen an Lebensmitteln	S. 41
Etwas Mathematik ohne Rechnen	S. 44
Etwas Mathematik mit Rechnen	S. 46

Gute und schlechte Voraussetzungen	S. 50
Wie werde ich Fett?	S. 52
Wie nehme ich ab?	S. 54
Weitere Tipps, wie es leichter geht, abzunehmen	S. 64
Jo-Jo-Effekt, ade!	S. 73
So richtige Fallen	S. 76
Gutes aus der Natur	S. 79
Kochen	S. 82
Warum ist Rohkost wichtig?	S. 83
Du bist Sportler(in)?	S. 85
Etwas Fett ist wichtig	S. 86
Körperfettanteil	S. 87
Trinken	S. 90
Flüssigkeit und Darminhalt	S. 96
Langfristig denken	S. 98
Rauchen	S. 100
Kaffee	S. 102
Der Magen und das Sodbrennen	S. 103
Thermogenese	S. 105
Faulheit durch Bewegung ersetzen	S. 107
Muskelaufbau	S. 109

Trainingsablauf	S. 111
Eiweißpräparate	S. 112
Die Körperfettwaage	S. 117
Elektrische Muskelstimmulation	S. 119
Magnetfeld und Schlaf	S. 121
Elektrosmog	S. 128
Mikrowelle	S. 127
Homogenisierte Milch	S. 129
Joghurt und Käse	S. 131
Es ist nicht alles Käse	S. 133
Der Apfel	S. 136
Häppchen	S. 138
Unreife Früchte	S. 139
Honig	S. 140
Zucker und Süßungsmittel	S. 141
Alkohol	S. 144
Kurioses und Lustiges	S. 145
Schlusswort	S. 148

Vorwort

Du bist, was Du isst. Ich bleibe gleich beim Du.

TopFitEssen, ist das ein Witze-Buch? Ja, denn bis auf ein paar lehrreiche Abhandlungen, etwas Kalorienrechnerei und einige Geschichten aus meinem Leben ist es voller Witze. Zu einem geringen Teil aus Witzen zum Lachen und aus einer Vielzahl von Witzen, die sich die Lebensmittelindustrie mit uns erlaubt. Es soll also lehrreich und dennoch unterhaltsam sein. Ich verspreche Dir, egal wo Du es auch lesen wirst, außer auf einer einsamen Insel, Du wirst nicht umher kommen, davon zu erzählen.

Wenn Du mit deinem Körper nicht ganz zufrieden bist, eventuell etwas zu dick, zu schwach, träge oder oft lustlos bist und andere Leute beobachtest, die es scheinbar besser haben, so stellt sich doch die Frage, woran das wohl liegt und was Du an Dir selber verbessern kannst.

Es mag schon sein, dass die Umwelt oder das Erbgut mit einher gehen, doch vielleicht stimmst Du mir zu, wenn ich sage, dass unsere Ernährung einfacher zu optimieren ist, als das Erbgut und die Umwelt. Ich kann aus eigener Erfahrung berichten, was sich wie verändert, was schwer fällt und was super toll daran ist, sich gesund und an die eigene Situation angepasst zu ernähren.

Damit ich Dir aber keinen Mist erzähle, habe ich mich lange mit Ernährung, Sport, Abnehmen, Natur, Biochemie und dergleichen beschäftigt und bin ausgebildeter Ernährungsberater mit B-Lizenz, was bedeutet, dass ich im primär präventiven Bereich beraten darf.

Wenn Du Adipositas-krank (fettleibig) bist, solltest Du zum Doktor, laut Gesetz hat der mehr Ahnung von Ernährung und wahrscheinlich hat der auch die notwendige Zeit dazu, den Adipositas-Kranken zu beraten. Bitte nicht falsch verstehen, unsere Doks sind klasse, kein Zweifel. Nur ist es halt so, dass Pharmakonzerne und Lebensmittelindustrie ganz andere Interessen haben als wir und die überlasteten Ärzte kaum Zeit haben die 60 % der übergewichtigen Personen in Deutschland ausgiebig genug zu behandeln. Diese Tatsache und Deine Lebenssituation sind Kern dieser Lektüre.

Ich versuche das hier einigermaßen wissenschaftlich abzuhandeln, verzichte aber hin und wieder auf die präzise Ausführung, um es etwas interessanter und lesbarer zu halten. Wenn ich mich etwas "direkt" ausdrücke, so habe ich nicht die Absicht jemanden zu beleidigen, sondern die Absicht, die Dinge deutlich und ohne Umschweife, klar zu benennen.

Ich wünsche viel Spaß beim Lesen und freue mich über Deine Kritik. Ich bin im Internet zu finden und stehe auch gerne für Fragen zur Verfügung.

Ich freue mich auf Dich

Wolfgang Beppler

Meine Erfahrung mit Abnehmen, Sport und gesunder Ernährung

In meiner frühen Kindheit war ich sehr sportlich und lange Jahre normal gewichtig. Und, abgesehen von ein bis zwei Erkältungen im Jahr, war ich gesund. Mit Überschreiten der 40-Jahre-Alters-Grenze nahm das Gewicht stetig zu, bis ich leicht übergewichtig war.

Mit 44 Jahren erlitt ich einen schweren Unfall mit mehreren Operationen und sechs Monate später hatte ich, 1,81 m groß, noch ca. 55 kg. Es galt nun erst einmal wieder kräftig zu zu nehmen. Mit reichlich Futter und viel Alkohol war ich im Alter von 52 Jahren wieder bei 90 kg. Unsportlich und träge war meine Tagesleistung auf ein Minimum eingebrochen und auch die Stimmung im Keller.

Eines Tages hatte ich ein Glück, welches wohl nicht jeder hat. Wegen Trunkenheit wurde mir der Führerschein entzogen und ich musste auf das Fahrrad wechseln und den Alkoholkonsum beenden. Nach nur einem halben Jahr hatte ich 14 kg weniger. Nur war dies nicht die ideale Art, um abzunehmen. Meine Muskulatur am Oberkörper war dahin. Ich sah aus wie ein Gespenst. Was war geschehen? Durch die nicht angepasste Ernährung habe ich viel Muskelmasse verloren, weshalb ich mich tiefer als zuvor in das Thema Ernährung einarbeiten wollte. Chemie und Sport haben mich schon immer begeistert und so habe ich eine Ausbildung zum Ernährungsberater absolviert.

Heute fahre ich bei Wind und Wetter jede Woche ca. 300 km mit dem Fahrrad und bin weder erkältet noch erschöpft, wenn ich am Ziel ankomme. Ganz im Gegenteil, ich fühle mich, als hätte jemand die Bremse gelöst. Die Erkenntnisse aus dieser Erfahrung und meiner Ausbildung möchte ich allen Interessierten zur Verfügung stellen. So entstand dieses Buch, obwohl ich nicht der geborene Autor bin, literarische Fehler bitte ich daher zu entschuldigen.

Beachte immer

Obwohl die häufigsten Themen im Bezug auf unsere Ernährung wohl immer wieder Gewichts-Regulation und Leistungssport sind, sollten wir die Gesundheit als erstes Ziel setzen, denn ohne die wird der Rest auch erfolglos bleiben.

Es klingt erst mal etwas verrückt, wenn ich behaupte, dass Abnehmen und Leistungssport sehr eng miteinander verbunden sind. Wenn jemand z.B. 20 kg abnimmt, ist dies eine Leistung und braucht Willenskraft, ebenso wie ein Leistungssportler diese braucht, wenn er im Triathlon den letzten Anstieg nach zwei Stunden Power noch hoch will. Beide müssen „verbrennen" und beide haben prinzipiell den selben Motor und auch ein sehr ähnliches Steuergerät. Aber so, wie es bei den Motoren Benziner und Diesel gibt und diese unterschiedlichen Treibstoff brauchen, so ist es auch bei den Menschen. Es gibt keine allgemeine Ernährungsempfehlung die zu jedem passt. In Deutschland gibt es die DGE (Deutsche Gesellschaft für Ernährung), die regelmäßig Ihre Empfehlung heraus gibt. Im gleichen Maße, wie diese Empfehlung von der Bevölkerung mehrere Jahrzehnte lang umgesetzt wurde (mehr Kohlenhydrate, weniger Fett), ist die Zahl der Adipositas-Erkrankungen (Fettleibigkeit) und Diabetes-2 angestiegen. Dies ist eine mehrfach belegte Tatsache und unter dem Begriff „amerikanisches Paradoxon" bekannt. Worüber aber noch weniger gesprochen wird, ist, dass die Lebensmittelindustrie trotz oder gerade mit solchen Vorgaben billiger produzieren kann und mit geltenden Regeln viel Tarnung findet, um miserables Material als gute Nahrungsmittel zu vermarkten. Umso wichtiger ist es, dass wir etwas mehr Ahnung davon bekommen, was denn „gute Lebensmittel" sind.

Deshalb gilt die Reihenfolge:

1. Du bleibst oder wirst gesund
2. Du bist und fühlst Dich fit
3. Gewichtsoptimierung oder Leistungssteigerung im Sport

All diese Ziele folgen aus einer gesunden Ernährung.

Ich bitte Dich, diese Reihenfolge zu beachten, auch wenn ich gleich beschreibe, wie man schnell abnehmen kann - Und zwar schneller, als es gesund ist. Auch wenn ich beschreibe, wie Mukkis schnell aufgebaut werden und dabei die Gelenke leiden, weil sie das noch gar nicht aushalten. Die Gesundheit steht an erster Stelle. Denn ohne diese wird sowohl das Abnehmen als auch die Leistungssteigerung nicht dauerhaft funktionieren.

UND, ganz wichtig: Wer Medikamente einnimmt oder in medizinischer Behandlung ist, muss die Ernährung mit seinem Arzt abstimmen. In diesem Fall gelten andere Regeln, denn Medikamente greifen genau da ein, wo es um Stoffwechsel geht. Stoffwechsel hat mit Ernährung zu tun, Ernährung ist Medizin pur! Zwar nicht nach geltenden Gesetzen der Menschen, aber nach den Gesetzen der Natur.

Die Gewichtsregulation, einfach erklärt

Führst Du mehr Brennstoffe zu, als Du verbrennst, wirst Du zunehmen!

Führst Du weniger Brennstoffe zu, als Du verbrennst, wirst Du abnehmen!

Die Hauptaussage dieses Kapitels ist hiermit getroffen. Es gibt kaum Ausnahmen, diese sind: Schwitzen, Pippi, Kacka, Erbrechen, Heulen, Amputation sowie Haare oder Nägel schneiden. Bis auf die Amputation sind alle diese Ausnahmen von kurzer Dauer. Die Schlussfolgerung:
Mehr bewegen, weniger essen -> Abnehmen.

Weniger bewegen, mehr essen -> Zunehmen.

Die oft angesagte Umstellung kann man sich aber leicht oder schwer machen. Ich verstehe nicht, warum es sich so viele Leute so schwer machen. Wollen die leiden?

Wenn Dich nur die Gewichtsregulation interessiert, sind die folgenden Kapitel „Vitamine und sekundäre Pflanzenstoffe" und „Mineralstoffe und Ballaststoffe" für Dich eventuell nicht so interessant aber mindestens ebenso wichtig.

Enorm wichtig ist dann aber der Abschnitt „Mathematik". Du musst das nicht rechnen können, auch wenn's einfacher ist, als es ausschaut. Außerdem gibt es dazu Apps für Dein Smartphone die Dir das Rechnen ersparen. In dem Kapitel sollte aber das, was dahinter steckt, schon klar werden.

Der Body-Mass-Index BMI

Der BMI ist eine einfache Methode, um das Gewicht einer Person als unter-, normal- oder übergewichtig einzuschätzen. Diese Methode hat natürlich auch Ungenauigkeiten. Die wichtigste Ungenauigkeit ist die Muskelmasse. Doch wie wird der BMI errechnet?

BMI = Körpergewicht / Körpergröße * Körpergröße

Beispiel: Eine Person ist 75 kg schwer und ist 1,80 m groß.

BMI = 75 kg / 1,8 m * 1,8 m = 23,1

Als grober Richtwert gilt:

BMI < 18,5 = Untergewicht

BMI 18,5-24,9 = Normalgewicht

BMI 25-29,9 = Übergewicht

BMI 30-34,9 = Adipositas Stufe 1 (wird als krankhaft eingestuft!)

BMI 35-39,9 = Adipositas Stufe 2 (wird als krankhaft eingestuft!)

BMI > 40 = Adipositas Stufe 3 (wird als krankhaft eingestuft!)

In vielen Berechnungen geht auch das Alter und/oder das Geschlecht mit ein, für genauere Berechnungen ist aber der Körperfettanteil wichtiger. Diesen Körperfettanteil kann die billige Körperfettwaage (siehe Kapitel) bei weitem nicht so genau ermitteln, wie oft angenommen. Die Muskelmasse muss bei einem Leistungssportler aber definitiv berücksichtigt werden, denn wer richtig viel Muskeln hat, wiegt auch mehr.

Lebensmittel bestehen aus...

Was sind Lebensmittel? Was essen und trinken wir? Was braucht unser Körper?

Jede Bewegung braucht Energie.

Unsere Energielieferanten sind Kohlenhydrate, Fette, Proteine und Alkohol. Anscheinend ist das nicht alles, denn wir brauchen auch Mineralstoffe, Vitamine, Ballaststoffe, sekundäre Pflanzenstoffe und schließlich Wasser, Luft und auch Licht.

Die nun folgenden zwei Kapitel sind eventuell für eine gesunde Ernährung nicht wichtig. Für ein grundlegendes Verständnis des Energiehaushalts unseres Körpers ist es aber interessant. Ich habe es auf wenige Seiten komprimiert. Überblättern erlaubt. Später zurückblättern auch, denn die Atmung ist für den Energieverbrauch entscheidend!

Die Brennstoffe – Kohlenhydrate

Kohlenhydrate sind einer der drei wichtigen Brennstoffe für unseren Körper.

Was ist das genau? Was genau treibt unsere Muskeln an? Woher kommt diese Energie?

Ich nehme mal ein sehr abstraktes Beispiel. Ist Dir schon mal aufgefallen, dass z.B. Salat nicht brennt, wenn Du ihn anzünden willst, Du ihn aber sehr wohl essen kannst und Dein Körper ihn verbrennen und daraus Kraft gewinnen kann? Faszinierend, oder nicht? Ich versuche mal, da etwas Licht ins Dunkel zu bringen, erst mal ganz grob, etwas Erklärung folgt. Der Salat nimmt aus der Luft CO_2 (Kohlendioxid) auf, mit Hilfe der Sonne spaltet der Salat das O_2 (den Sauerstoff) ab und gibt ihn in die Luft zurück. Grob gesagt ist der Salat unsere Solarzelle. Wir essen den Salat und mit ihm das C, also den Kohlenstoff, der ja noch im Salat geblieben ist. Wir atmen die Luft mit dem O_2 (Sauerstoff) ein und verbrennen (oxidieren) damit den C (Kohlenstoff) wieder zu CO_2 (Kohlendioxid). Das atmen wir dann aus. Der Kreislauf ist geschlossen. Kurze Erläuterung (nur für den, den es interessiert, aber keine Angst):

C = Kohlenstoff, CO_2 = Kohlendioxid, O = Sauerstoff, O_2 = Telefongesellschaft oder zwei verbundene O (die wollen nicht gerne alleine bleiben).

Folgendes ist nicht wichtig im Bezug auf Ernährung, ich halte das aber hier für eine passende Ergänzung und es fasziniert mich jeden Tag:

Die Kohlenstoffe (C) bleiben in der Pflanze auch nicht allein, sie verbinden sich mit Wasserstoff, das ist das H. Der Wasserstoff (H) heißt, wenn er mit dem Kohlenstoff verbunden ist, Hydrat, nicht zu verwechseln mit dem Hydrant, das ist der Anschluss in der Straße, von dem die Feuerwehr das Wasser holt. Pflanzen brauchen Wasser. Nun ist vielleicht etwas klarer, warum das Material „Kohlenhydrate" heißt? Es ist Kohlenstoff, mit Wasserstoff verbunden!

Ist dir schon mal aufgefallen, dass eine Pflanze in einem Topf riesig wird und kaum Erde im Topf fehlt? Woher kommt das Material für das Wachstum? Den Kohlenstoff holt die Pflanze ja nicht aus dem Topf, da sind ja fast nur Mineralien drin. Den Kohlenstoff atmet die Pflanze ein, das Wasser muss man zugeben.

Unser Fett, das wir so auf den Rippen haben, besteht überwiegend aus Kohlenstoff. Wie werden wir das Fett (den Kohlenstoff) denn los? Stuhlgang? Wohl eher weniger, oder? Wir atmen Sauerstoff O_2 ein (das ist lebensnotwendig) und in unserem Körper wird dieser Sauerstoff (O_2) mit Kohlenstoff (C) zu Kohlenstoffdioxid (CO_2) verbunden (oxidiert). Ja, es ist so, wir atmen Kohlenstoffdioxid aus, CO_2. Wer also schnell abnehmen will, sollte viel atmen. Das C haben wir im Fett, das O_2 das dazu notwendig ist, gibt es draußen in der Natur, alle Pflanzen atmen das aus.

Das C, der Kohlenstoff, hat in diesem Beispiel den Kreislauf sehr direkt geschlossen, das geht aber auch auf Umwegen, siehe nächstes Kapitel.

Und weil die Kohlenhydrate in der Ernährung eine so wichtige Rolle spielen, möchte ich noch erwähnen, dass es verschiedene Kohlenhydrate gibt. Die folgende Erklärung ist nun nicht fachlich perfekt, aber für das Verständnis einfacher formuliert. Die Kohlenhydrate unterscheiden sich hauptsächlich in der Länge der aneinander geketteten, „CH"-Gruppen. Eine solche, einzelne Gruppe heißt Einfachzucker. Eine Kette mit zwei solcher Gruppen heißt Zweifachzucker. Typische Vertreter der Zweifachzucker sind Milchzucker und Haushaltszucker. Die ganz langen Ketten, die aus vielen solchen (Zucker-)Gruppen bestehen, heißen dann Vielfachzucker (Fachbegriff: „Polysaccharide") und umgangssprachlich Stärke. Nennen wir diese „CH" Gruppen nun Zucker, was sie einzeln auch sind, so wird klar, warum beim langen Kauen von Kohlenhydratreichen Nahrungsmitteln wie z.B. Kartoffeln, diese mit der Zeit immer süßer schmecken. Die langen Zuckerketten werden dabei gebrochen und immer ähnlicher dem Haushaltszucker, der aus einer Zweierkette dieser Einfachzucker besteht. Auf Lebensmittelverpackungen finden wir oft eine Liste der Inhaltsstoffe in der Reihenfolge der Anteile. Damit wir nicht erschrecken, wenn wir den schrecklichen „Zucker" entdecken, nutzen die Hersteller einen Trick. Es gibt viele Zucker-Arten! Galactose, Fruktose, Laktose, Maltose, Dextrose, etc. Das sind allesamt Zucker! Gerne wird Fruktose erwähnt und diese wird oft als natürlicher Fruchtzucker interpretiert. Was in Obst vorkommt, muss ja quasi gesund sein!? Bitte falle nicht auf diese Trickserei herein.

Der Umweg des Kohlenstoffs - Das Fett

Fette sind einer der drei wichtigen Brennstoffe für unseren Körper.

Pflanzen bilden unter Anderem Öle, auch Lipide genannt. Im festen Zustand nennen wir das Öl dann Fett.

Wenn eine Pflanze von einem Tier gefressen wird und wir nun das Tier essen, was passiert denn dann? Die Evolution hat dem Tier einmal beigebracht, für schlechte Zeiten einen Vorrat anzulegen. Kühlschrank und Konserve standen damals wie heute dem Tier nicht zur Verfügung, dem Menschen damals übrigens auch nicht, wir funktionieren tatsächlich auch nicht viel anders, als das Tier.

Da das Tier den Sauerstoff (O_2) aus der Luft holen kann, braucht es davon keinen Vorrat. Den Kohlenstoff (C) legt es hingegen in Form von Fett an, z.B. durch das Fressen von Pflanzen. Das Zeug lässt sich ja, wie oben erklärt, mit Sauerstoff (O_2) verbrennen und somit Energie für die Muskeln daraus gewinnen. Das Tier legt sich also einen Fett-Vorrat an.

Im Fett sind sehr viele dieser Kohlenstoffe. Fett ist mehr oder weniger festes Öl. Auch unsere Autos fahren mit einem dünneren Öl, das wir Diesel nennen. Ein Dieselmotor kann zum Beispiel auch mit Rapsöl gefahren werden. Der Dieselmotor braucht auch Sauerstoff und wie wir mittlerweile alle wissen, entsteht hier bei der Verbrennung CO_2, zumindest in Stuttgart und ein paar anderen Städten.

In vielen Pflanzen entsteht Öl. Für uns gute Öle und schlechte Öle, dazu kommen wir noch.

Was ich damit sagen will ist, dass das Ansammeln von Fett eine hervorragende Methode ist, um viel Energie zu speichern. Wohl darum hat uns die Natur ein Fettpolster gegeben und nicht etwa einen Handyakku. Ein Vergleich -Fettspeicher zu Akku- findest Du im Kapitel "Kurioses".

Fett hat mehr als doppelt so viel Kalorien pro Gramm wie z.B. Kohlenhydrate. Vermutlich stammt daher der Glaube, mit weniger Fett-Konsum abzunehmen. Eventuell glauben auch viele, dass Fett halt Fett macht. Beides ist nicht die ganze Wahrheit.

Gute und schlechte Fette

Ich unterteile bei den Fetten noch etwas. Es gibt gute und schlechte davon. Aber wenn es von den Guten zu viel gibt, dann werden auch diese böse, sehr sogar.

Ich werde die bekanntesten Lipide mal etwas genauer beleuchten.

Butter!
Ist okay, wenn nicht zu viel davon gegessen wird, denn dieses Fett ist „gesättigt". Nicht erschrecken, wir sollten nur wissen, dass wir bei unserem Fettbedarf nur wenige dieser „gesättigten" Fette zu uns nehmen. Am Besten relativ wenig. Ansonsten gibt es da nichts auszusetzen.

Margarine!
Diese hat sehr viele Bestandteile von "ungesättigten Fettsäuren", was ja erst mal nicht schlecht klingt, jedoch ist Margarine sehr stark industriell bearbeitet. Früher war sie sogar richtig schlecht bearbeitet, was mittlerweile wohl viel besser geworden ist, es geht hier um die sehr schlechten Transfettsäuren. Doch dieses Zeug kommt mir persönlich nicht ins Haus. Die paar Kalorien Unterschied, durch die sich Margarine und Butter unterscheiden, habe ich persönlich beim Abnehmen komplett ignoriert und Butter verzehrt. Es gibt aber unter dem Begriff „Margarine" auch Produkte, die beim Abnehmen sinnvoll sein können.

Kaltgepresste Öle!

Toll, nativ und teurer als Andere. (Nativ bedeutet auch kalt gepresst, "nativ" macht aber wohl mehr her als "kalt gepresst".) Erst mal ein guter Ansatz, also rein in die Bratpfanne oder den Backofen. Hallo? Wozu denn kalt gepresst? Viele gute Öle sind nicht gerade hitzebeständig. Sollte sich, egal welches Fett oder Öl, in der Pfanne schwarz verfärben oder grauer Rauch aufsteigen, gehört es in den Müll und nicht auf den Teller! Es gibt dennoch relativ beständige, gute Ölsorten die zumindest 180 Grad aushalten, wie zum Beispiel das sehr empfehlenswerte Olivenöl.

Sonnenblumenöl!
Kalt gepresst. Toll? Im Grunde ist da nichts einzuwenden, für Japaner ist das ganz brauchbar, jedoch nicht für Europäer. Da bedarf es jetzt `ner Erklärung. Das Sonnenblumenöl ist ein mehrfach ungesättigtes Öl, was der Körper prinzipiell brauchen kann. Es handelt sich dabei aber um ein Omega-6-reiches Öl, wovon wir Europäer ohnehin viel zu viel zu uns nehmen. Das Omega-6 Öl ist bei Entzündungen notwendig und lässt das Blut dick werden, doch wir Mitteleuropäer nehmen davon normalerweise bis zu zehn Mal so viel auf als uns gut tut. Unser Blut ist schon zu dick. Wer also an Bluthochdruck leidet, tut sich damit nun mal gar keinen Gefallen. Die Fettsäure, die da zu viel vorhanden ist, heißt Omega-6. Dieses Omega-6 sollten wir meiden, auch in Getreide ist viel davon enthalten.

Leinöl!

Endlich, Leinöl hat Omega-3 und macht das Blut dünn, der Japaner hat oft zu viel davon, weil Omega-3 auch in Fisch enthalten ist und das in Japan ein viel verzehrtes Lebensmittel ist. Wir Mitteleuropäer könnten davon viel mehr brauchen.

Ich kann hier nicht alle Öle (Lipide) aufführen, es gibt aber reichlich Literatur und das Internet bietet uns tausende Informationen und Tabellen, die das Vorkommen von Omega-6 und Omega-3 auflisten. Der Normalverbraucher nimmt etwa Omega-6 : Omega-3 im Verhältnis 10 : 1 zu sich. Ein Verhältnis von 4 : 1 sollte aber nicht überschritten werden. Nicht umsonst ist in Nahrungsergänzungsmitteln wie „Doppelherz" Omega-3 drin. Das verhindert den Herzinfarkt oder soll es zumindest tun. Es ist dazu notwendig, das falsche Verhältnis etwas auszugleichen. Nahrung funktioniert auch nicht anders als Medizin, nicht wahr?

Wer nun an Adipositas leidet, hat oft eine Tendenz zum zu hohen Blutdruck und will in der Regel auch abnehmen. Was sollte er oder sie besser essen und was nicht? Ich empfehle ein bis zwei Mal pro Woche Fisch. Keine Salate mit Sonnenblumenöl, sondern lieber mit Leinöl. Dann sollte noch das Getreide reduziert werden, welches viel Omega-6 beinhaltet. Dies wird meist in Form von Brot, am schlimmsten noch Weißbrot, kombiniert mit viel zu viel Salz, konsumiert. Wer das einfach mal weglässt, wird sich wundern, was der Arzt beim nächsten großen Kundendienst über die Blutwerte und so Kram sagt. Der Stoffwechsel verbessert sich ganz entscheidend. Mehr Omega-3 Öl kurbelt den Stoffwechsel an und ist somit förderlich beim Abnehmen. Das Blut wird dünner und kommt mit weniger Herz-Pumpleistung durch den Körper.

Kann sich jemand vorstellen, dass es gesunden Leuten auch nicht schadet, sich gesund zu ernähren, auch wenn noch keine Beschwerden auftreten? Mit Beschwerden meine ich hier, dass Blutdrucksenker und andere Medikamente auf dem Speiseplan stehen. Im schlimmsten Fall werden Sie sich sogar TopFitEssen.

Was der Körper sonst noch so verbrennen kann

Proteine sind einer der drei wichtigen Brennstoffe für unseren Körper.

Unser Körper gewinnt seine Energie überwiegend aus Kohlenhydraten und Fetten und etwas auch aus Proteinen. Proteine sind für den Körper aber sehr wertvoll, für den Zellaufbau und die körperliche Regeneration.

Ich versuche an einem Beispiel zu verdeutlichen, was das bedeutet. Stellen wir uns vor es ist Winter und wir besitzen einen Holzofen. Normalerweise verbrennen wir das Holz. Wenn dies knapp wird, greifen wir auf den Vorrat an Kohlen zurück. Gehen diese auch zur Neige und wir müssen weiter heizen um nicht zu erfrieren, so verbrennen wir in der Not auch unsere Möbel. Wir haben ja sonst nichts mehr und uns bleibt nichts anderes übrig.

So ähnlich ist es in unserem Körper auch organisiert. Wenn unser Körper Energie braucht, für die Muskeln oder auch zum Heizen, so verbrennt er die Kohlenhydrate. Diese „brennen" gut, sind aber schnell aufgebraucht. Um weiterhin genügend Energie zu haben, greift der Körper nun auf die Fettdepots zurück. Ein Zustand, den wir in aller Regel gerne öfters hätten. Das Fett ist aber nicht so schnell mobil und brennt auch etwas schlechter, weshalb der Körper nach und nach dazu über geht, das Inventar zu verbrennen. Ja, der Körper beginnt die Proteine zu verbrennen. Ein bisschen tut er dies ständig aber wenn der Vorrat an Anderem zu knapp wird, muss das Protein als Energielieferant dienen. Proteine sind aber wichtige

Bestandteile für den Zellaufbau und in den Muskeln gelagert.

Proteine sind Bausteine für Zellen, unter anderem für Muskelzellen, wie z.B. die Muskelzellen im Herz! Ja, in der Not verbrennt unser Körper auch die Möbel und sogar die ganze Hütte. Genau hier liegt das Problem mit dem Jo-Jo-Effekt, den fast jeder kennt, der schon mal abgenommen hat.

Der Jo-Jo-Effekt wird im Kapitel „Abnehmen" genau erklärt und oft erst so richtig verstanden, wenn dieser Ablauf hier klar ist.

Der Vollständigkeit halber: Alkohol liefert auch Energie und das nicht gerade wenig. Ich gehe darauf noch näher ein, denn der Alkohol hat viele Auswirkungen, gerade beim Abnehmen und auch beim Leistungssport. Dazu aber im extra Kapitel…

Vitamine und sekundäre Pflanzenstoffe

Oh Gott, wie wenn das mit den Vitaminen und Mineralstoffen nicht schon genug wäre! Sekundäre Pflanzenstoffe, was ist denn das? Öko-Getue?
Nein!

Also, sekundäre Pflanzenstoffe, das sind Dinge wie Farbe, Aroma, ... und Abwehrstoffe. Der Fliegenpilz zum Beispiel ist bekannt dafür, dass wir Menschen den Verzehr nicht überleben. Der Geruch von Lauch und Zwiebeln verhindert den Befall von Würmern und Nikotin ist ein Blattgift gegen Schädlinge.

Das ist uns allen mehr oder weniger klar, oder?

Die Notwendigkeit von Vitaminen wurde uns seit unserer Kindheit gepredigt und so verzehren viele von uns regelmäßig Vitamin-Präparate. Die Bedeutung von Sekundären Pflanzenstoffen ist aber vielen Leuten unbekannt. Die Wirksamkeit von vielen Vitaminen wird durch die weiteren (sekundären) Stoffe in den Pflanzen erheblich mit bestimmt.

Vielleicht wird Dir nun etwas klarer, warum ein Vitamin aus einer Pflanze viel wertvoller ist als dasselbe Vitamin aus der Fabrik. Der Kunde kauft z.B. Vitamin C, 200 mg pro Tablette, zehn Tabletten, im Supermarkt 1,- Euro, in der Apotheke 3,- Euro. Welches ist nun das Bessere? Die Hersteller von Nahrungsergänzungsmitteln sehen oft (sicher nicht immer) den Kostenfaktor an erster Stelle. Die Natur steht nicht so unter dem Kostendruck und produziert nach altem Rezept und mischt wohl nicht ganz zufällig noch die richtigen sekundären Pflanzenstoffe mit bei.

Die Industrie schreibt auf Ihr Vitamin-Präparat nicht grundlos drauf: „ersetzt nicht eine ausgewogene Ernährung". Der Aufdruck ist sicher einfacher herzustellen als die sekundären Zusatzstoffe.

Und noch was zu den Vitaminen, alleine sind die oft unbrauchbar! Schon wieder! Wir kennen am Auto den Katalysator. Der sorgt dafür, dass alles sauber verbrannt wird. Mineralien und sekundäre Pflanzenstoffe sind teilweise Katalysatoren für den Stoffwechsel und für die Verwertung von Vitaminen. Die Vitamine A, D, E und K zum Beispiel sind nicht wasserlöslich. Wir Menschen bestehen zu 60 % aus Wasser und unser Blut transportiert diese Vitamine in der Form also gar nicht. Diese Vitamine sind nur mit Fett transportierbar.

Wird nun langsam klar, warum wir möglichst natürliche Vitamine brauchen?

Wem das hier noch nicht ganz klar ist und/oder wer weiter seine Präparate bevorzugt, beziehungsweise als Ergänzung einnimmt (ist ja Mal nicht so schlimm, falls es in Maßen geschieht), sollte bei den Ballaststoffen sehr aufmerksam sein. Oft sind die Vitamine darin, wo auch diese wichtigen Ballaststoffe auftauchen, nämlich in Pflanzen, Gemüse, Obst und Hülsenfrüchten.

Welche Vitamine sind denn Mangelware? Wie so oft in der Ernährungsberatung kann hier keine Aussage gemacht werden, ohne zu wissen was die betreffende Person denn verzehrt, auch wenn dies in der Werbung für Supplemente aller Art oft suggeriert wird. Betrachten wir das Ganze mal von einer anderen Seite. Was passiert, wenn wir zu viele Vitamine zu uns nehmen?

Wie bereits erwähnt, gibt es Vitamine, die sich in Wasser auflösen und es gibt solche, die sich in Fett (Öl) auflösen. Ganz grob gesagt, wird unser Körper bei den Wasserlöslichen Vitaminen im Fall eines Überangebots diese über die Nieren ausscheiden, wir pinkeln sie also weg. Diese Vitamine sind selten und nur in geringen Mengen speicherbar, das Motto „Viel hilft viel", an das einige Leute bei Vitamin C so denken, ist völliger Quatsch. Bei den fettlöslichen Vitaminen ist es eher so, dass diese wie das Fett ja auch, speicherbar sind und nicht so einfach ausgeschieden werden können. Eine Überdosierung kann hierbei viel schneller zu unangenehmen Nebenwirkungen führen. Eine kleine Eselsbrücke kann hier helfen. Die Vitamine, die im Wort EDEKA vorkommen sind fettlöslich.

Das Vitamin D wird zu 90 % nicht über die Nahrung zugeführt, sondern in der Haut produziert. Dazu braucht die Haut Sonnenlicht, mit LED geht das kaum. Der ultraviolette Anteil des Lichts ist entscheidend. UV-A-Licht wie es in vielen Solarien reichlich vorhanden ist verursacht zwar keinen Sonnenbrand, gibt uns aber auch kein Vitamin D. Dass Du im Solarium keinen Sonnenbrand bekommst, ist Absicht. Dass Du mit UV-A, wenn auch nur kurzzeitig, dafür aber schnell braun wirst, ist beabsichtigt. Mit UV-B-Licht, welches in bestimmten Solarien auch produziert wird, aber eben viel billiger im Sonnenlicht vorhanden ist, beginnt die Haut Vitamin D zu produzieren. In Häusern, Büros und an vielen Arbeitsplätzen ist UV-B nicht vorhanden und weil es nachts eben dunkel ist, sollten wir also in der Freizeit besser raus ins Freie.

Das UV-B-Licht wird stark gefiltert, da es durch die Atmosphäre schwerlich durch kommt. Man kann sagen, dass ab einem Lichteinfallswinkel von mehr als 45 Grad kein UV-B in ausreichender Form für die Vitamin D Produktion ankommt. 45 Grad erkennst Du daran: Wenn Dein Schatten größer ist als Du, wird sehr wenig UV-B bei Dir ankommen. In Mitteleuropa ist dies von Oktober bis Mai der Fall. Noch besser filtert die Kleidung und wehe wir tun diese mal runter, sofort wird Sonnenschutzfaktor 20 auf die Haut geschmiert. Sonnenschutzfaktor verhindert das Eindringen von UV-B in die Hautschichten, wo das Vitamin D produziert wird.

Wozu wird das D-Vitamin denn gebraucht? Nun, wie viele Vitamine hat auch Vitamin D mehrere Aufgaben. Bekannte Zusammenhänge bestehen bei Nerven und Psyche. Kennst Du Winterdepressionen? Nun kennst Du schon einmal den Zusammenhang. Nun aber Aufgepasst! Haben wir zu wenig oder gar zu viel davon, tut das gar nicht gut! Die Haut regelt das ganz einfach. In Regionen mit viel Sonne baut die Haut eine Bremse ein, das ist die braune Hautfarbe und wenn es immer noch zu viel ist, wird das Vitamin schon in der Haut wieder abgebaut.

Nun ist aber halt kein Sommer und wir wollen Vitamin D essen, wo ist es denn drin? Es ist in Pflanzen kaum vorhanden, diese nutzen wohl die Sonne lieber für die Photosynthese. Pilze und Pflanzen wie die Avocado haben ein bisschen davon. Wenn Pilze in UV-B licht getrocknet werden, produzieren diese Vitamin D in größeren

Mengen. Um rein über normale Pilze und Pflanzen an genügend Vitamin D zu gelangen, müssten wir sehr, sehr viel davon essen. Bei Aal, Lebertran, Hering, Lachs und Tunfisch sieht es schon besser aus. Die Tierchen mit dem so brauchbaren Omega-3 Öl bieten auch hier entscheidende Vorteile. Liebe Veganer, die sonst auch noch so gesunde Ernährung in veganer Form muss das fehlende Vitamin D zumindest im Winter durch geeignete Pflanzen ersetzen. Das Vitamin D in Pflanzen heißt D2 und das in Tieren D3. Ganz komische Pflanzen wie Flechten und bestimmte Moosarten sind so etwas wie Halb Pilz und halb Alge und sind damit in der Lage, sogar D3 zu produzieren. Also informiert Euch! An alle, die Vitamin D als Tabletten einnehmen wollen: Der Tagesbedarf liegt bei 0,00002 Gramm. Könnt ihr Euch vorstellen, wie schwer es ist das zu dosieren? Wo werden diese Supplements hergestellt? Die Zufuhr über natürliche Lebensmittel ist sehr wahrscheinlich von unserem Körper viel besser regulierbar als es die Zufuhr über Pillen ist, welche hier ohne Fett schon gar nicht wirken. Da es um die Psyche geht, verwundert es mich nicht, so viele gestörte Menschen anzutreffen. Depressionen sind heutzutage ein Hauptgrund für Arbeitsunfähigkeit. Hyperaktive Kinder sind nicht mehr selten. Burnout, schnell gestresste Leute, die hupen im Straßenverkehr...

Anderes Thema, der Vitamin-B-Komplex. Dieser hat, wie es eben bei den Vitaminen so ist, wieder Einfluss auf vieles. Zum Einen wohl auch auf das Nervensystem. Vor Allem aber spielt er eine Zentrale Rolle beim Stoffwechsel und somit beim Sport und Abnehmen. Da der Vitamin-B-Komplex wohl auch bei Zellteilung und Blutbildung mitmischt, ist er für den Leistungssportler oder den Leistungs-Diätler sicherlich umso interessanter. Du erinnerst dich an das Kapitel „Fettverbrennung"? An den Sauerstoffbedarf bei der Fettverbrennung? Sauerstoff wird mit den roten Blutplättchen transportiert und ist sowohl beim Leistungssport als auch beim Abnehmen sehr entscheidend. Diese B-Vitamine unterteilen sich in B1, B2, B3, B4, ... und so picke ich mal die 9 und die 12 heraus. Folsäure ist das 9er und zu finden in Blattgemüse und Zitrusfrüchten. Das 12er hingegen ist fast nur in Fleisch vorhanden, weshalb hier wieder die Veganer extrem aufpassen müssen. Stoffwechsel bedeutet, auch und gerade im Bezug auf Vitamin B12, Versorgung von Nerven und Hirn und ist, wie wohl viele Studien zeigen, mitunter entscheidend für die Entwicklung der Intelligenz (Liebe Eltern, die Ihre Kinder vegan ernähren, bitte, bitte ...)

Ebenso wie Vitamine, die in Pflanzen vorkommen, dort mit sekundären Pflanzenstoffen gemischt sind, so sind die Vitamine im Fleisch mit anderen Enzymen und Stoffen gemischt. Dass die Aufnahme dieser Vitamine in Form von gepressten Pillen aus Indien oder sonst woher besser ist, wage ich zu bezweifeln. Aber hier gibt es glücklicherweise mit einer guten Auswahl an Lebensmitteln viele Möglichkeiten, auch vegan gesund zu bleiben, die gute Auswahl ist aber absolute Pflicht. Vor allem bei Kindern, da diese sich im Wachstum befinden, was für den Körper eine Herausforderung ist und weil diese Personengruppe außerdem eben noch die Intelligenz zu bilden hat.

Mineralstoffe und Ballaststoffe

Komische Aufteilung, normalerweise werden die Vitamine und Mineralstoffe eher zusammen erwähnt, die Ballaststoffe dagegen eher mit den Sekundären Pflanzenstoffen. Mir ist es aber so viel lieber. Warum?

Ich bin der Meinung, dass Vitamine und Sekundäre Pflanzenstoffe mehr zur Regulation in chemischer Sicht (Stoffwechsel) beitragen, Ballaststoffe und Mineralien eher der Mechanik (Bewegungsapparat) dienen. Sicher sind viele Mineralstoffe auch an Stoffwechselprozessen beteiligt und dafür auch extrem wichtig. Aber oft wird nur über Kalzium und Magnesium diskutiert, wo es noch um Mengen wie „Gramm" geht und weniger über die Spurenelemente, die sicher auch sehr wichtig für den Gesundheitszustand sind und deren kleine Mengen "Milligramm" und "Mikrogramm" (0,001 g / 0,000 001 g) sehr schwer mit etwas Anderem als Pflanzen und Gemüse zu dosieren sind.

Magnesium ist toll! Warum Magnesium? Jeder Sportler kennt es, ein Krampf in den Waden, den Wettkampf abbrechen, es geht nicht mehr. Magnesiummangel, ganz klar. Bei manchen Mineralien ist das einfach nachzuvollziehen. Krampf da, Magnesium hinein, Krampf weg. Komplizierter wird es bei Osteoporose, warum? Klar oder, entsteht viel langsamer und es ist somit schwerer, sie rechtzeitig zu erkennen. Was ist denn das? Ein stoffwechselbedingter Abbau von Knochen.

Die optimale Mineralstoff-Versorgung zu finden, ist anhand von Tabellen und Ernährungsprotokollen und mit viel Aufwand immer noch sehr schwer. Eine abwechslungsreiche Ernährung (es ist hier nicht der ständige Wechsel von MC-Irgendwo nach Döner-Currywurst gemeint) sichert aber mit hoher Wahrscheinlichkeit eine ausreichende Versorgung bei den meisten Mineralien. Dazu kommen später noch ein paar Tipps im Kapitel „Natur".

Ballaststoffe sind trotz ihres Namens wichtig und sehr Hilfreich beim Abnehmen. Außerdem sind einige Infos über Ballaststoffe sehr Wissenswert für den Leistungssport. Warum heißen die so, wozu brauch ich so etwas? Ballaststoffe sind Stoffe, die wir so wie sie sind gar nicht oder fast nicht aufnehmen können. Dieser Ballast geht einfach durch, fast komplett. Der Dickdarm nimmt sich vielleicht noch ein Bisschen was davon, der Rest ist Abfall. Aber... der Ballast ist oft quellfähig, er quillt mit Wasser! Damit nimmt er gerne mal das vierfache Volumen ein. Er wird nicht aufgenommen, macht aber satt! Mehr dazu im Kapitel „Abnehmen".

Nahrungsergänzungsmittel

Brauche ich Nahrungsergänzungsmittel, sogenannte Supplemente? Wenn ja, welche? Die Antwort lautet: Nein, jeder Mitteleuropäer kann sich so ernähren, dass fast alles in ausreichender Menge vorhanden ist. Dieses "fast alles" bedeutet, dass es sehr wohl Stoffe gibt, die Mangelware sind. Eventueller Mangel kann mit der richtigen Nahrung ausgeglichen werden. Wer aber nicht weiß, wo was drin ist, tut sich hier extrem schwer.

Zu den Nahrungsergänzungsmitteln, den „Supplements", will ich etwas ganz klar deutlich machen: Es gibt viele Stoffe, nicht nur Vitamine, welche bei Überdosierung Schaden anrichten. Nicht jedes Vitamin wird bei einer Überdosis ausgeschieden! Vitamine, die wir uns auf natürliche Art und Weise zuführen, sind deutlich weniger kritisch als Pillen und Heilsäfte, weil uns die Natur durch Sättigung davon abhalten würde, uns zu schaden. Mit Pillen jedoch ist es sehr einfach möglich, durch konzentrierte Pflanzenextrakte oder gar Chemie eine heftige Überdosis einzunehmen.

Bedenke, gerade Vitamine haben Einfluss auf unsere Psyche. Die Gefahr von Depressionen oder Hyperaktivität besteht sowohl bei Unter- als auch bei Überdosierung von Vitaminen. Ihre Einnahme kann auch gegenteilig wirken, also anders herum als wir das beabsichtigen.

Einige Stoffe besitzen zueinander gegenteilige Eigenschaften oder sind so genannte Antagonisten zu anderen Stoffen. Zu Deutsch, sie sind Gegner. Von einem Stoff mehr zuzuführen bewirkt dann z.B., dass der andere Stoff, der eben noch reichlich vorhanden war, nun zu wenig vorhanden ist. Dies betrifft nicht nur Vitamine und Mineralstoffe, sondern alles was wir zu uns nehmen! Unter diesem Gesichtspunkt ist die künstliche Zufuhr von solchen Supplements ganz schön gefährlich, auch wenn dies nicht auf jedem Beipackzettel steht oder gar kein Beipackzettel vorhanden ist.

Wer nicht sicher ist, sollte es bleiben lassen oder lieber mal den Dok befragen. Hinweise im Internet, zumindest jene von Herstellern, sind mit Vorsicht zu genießen.

Wer sich nicht ausgewogen ernährt, sei dies aus religiösen oder moralischen oder sonstigen Gründen, sondern z.B. vegan, sollte sich eventuell mit der Nahrungsergänzung näher beschäftigen und eventuell auch beraten lassen. Wenn Kinder im Wachstum sind und auch Fisch und Eier nicht verzehrt werden, besteht große Gefahr für die körperliche und auch für die geistige Entwicklung.

Und noch ein Hinweis! Wer dem Irrglauben unterliegt, bei Aufschriften wie „natürlich" oder „aus der Natur" auf der sicheren Seite zu sein, dem sei gesagt, dass z.B. eine Zigarette auch aus der Natur kommt und bereits der Verzehr von wenigen Gramm Tabak tödlich sein kann. Der Hersteller hat die Inhaltsstoffe sehr oft aus der Natur, was nichts bedeutet. Es fehlen die Stoffe, die die Natur auch noch hinzugefügt hätte. Denn: die Summe macht's.

Cholesterin

"Nicht so viel Cholesterin!" war vor wenigen Jahren noch die verbreitete Meinung. Mittlerweile reden die Leute von LDL-Cholesterin und HDL-Cholesterin und nennen es das böse und das gute Cholesterin. Was bedeutet das? Low-Density-Lipoprotein und High-Density-Lipoprotein sind gemeint und sie bedeuten so viel wie leichtes und schweres Cholesterin. Irreführend kann hier sein, dass das schwerere HDL das bessere ist, da es leichter wird, wenn es Fettbeladen ist. Fett ist leichter als Wasser. Wenn also das Cholesterin, dessen Aufgabe es ist, das Fett in unserem Körper zu transportieren, beladen ist, so wird es insgesamt leichter. Es wird somit zu dem LDL-Cholesterin. Sehr leichtes Cholesterin heißt übrigens VeryLowDensitiyLipoprotein oder VLDL-Cholesterin.

Ich möchte dies mal bildlich erklären, auch wenn das nicht ganz richtig ist, was nun kommt. Es hilft aber vielen beim Verständnis enorm. Cholesterin ist wie viele kleine Transporter, welche mit Fett beladen sind oder noch werden. Sind die Transporter zu voll, verlieren sie etwas Ladung. Diese Ladung liegt dann in den engen Gassen der Blutwege herum und kann Unfälle verursachen (Atherosklerose - unpräzise auch mit Arteriosklerose bezeichnet). Die Transporter, die noch leer sind, können eventuell auf dem Weg herum liegende Ladung mitnehmen und somit die Gefahr entschärfen.

Es ist ein alter Mythos, dass das Cholesterin im Körper durch den Verzicht auf Eier oder Speck sinkt, auch wenn diese Produkte minimalen Einfluss haben, was im Krankheitsfall entscheidend sein kann. Beim gesunden Menschen ist es aber so, dass die Leber den Hauptanteil des Cholesterins selber produziert und im Dickdarm eine Art Recycling stattfindet, bevor das kostbare und lebensnotwendige Cholesterin für immer verschwindet. Wird nun Cholesterin gegessen, so stoppt die Leber die eigene Produktion und die Summe bleibt nahezu gleich.

Die Wertigkeit, Messungen an Lebensmitteln

Den Wert eines Lebensmittels zu ermitteln, heißt mehr als nur das Preisschild abzulesen. Es gibt viele Faktoren, die den Wert für uns bestimmen, fangen wir mal mit dem Brennwert an, den Kalorien. Nun betrachten wir diesen Brennwert und lassen einmal alles andere außer Acht.

Wir erinnern uns, wir verbrennen Kohlenhydrate, Fette und Proteine. Weder Vitamine, noch Mineralstoffe liefern uns Energie. Energie wird heute in Joule gemessen, die ältere Einheit ist uns aber oft geläufiger.

Genauso wie vielen beim Auto PS anstelle der KW als Leistungsangabe lieber ist, ist vielen bei der Nahrung wohl die Kalorie als kcal-Anzahl lieber.

Was ist eine kcal? k = Kilo = 1000, also 1000 cal entspricht 1 kcal.

Calor ist lateinisch und bedeutet Wärme. 1 Calorie (Kalorie) ist die Energie, die notwendig ist um ein Gramm Wasser um ein Grad zu erwärmen. Da wir selten mit einem Gramm Wasser arbeiten, lieber mit Litern, nehmen wir auch immer gleich mal 1000 cal, also 1 kcal.

Und weil wir Menschen täglich so in etwa zwischen 1000 und 4000 kcal brauchen, kommt es auch zu Verwechslungen wenn jemand sagt "tausend Kalorien". Fast immer sind damit 1000 Kilokalorien gemeint.

So, nun zur Sache:

1 Gramm Kohlenhydrate liefert 4,1 kcal

1 Gramm Fett liefert 9,3 kcal

1 Gramm Proteine liefert 4,1 kcal

1 Gramm Alkohol liefert 7,1 kcal

Das sind die Werte bei der Aufnahme der Nahrung. Beim Abbau von Fett liefert unser Körperfett nur ca. 7 kcal pro Gramm, also 7000 kcal / kg (z.B. bei Gewichtsreduktion) weil darin noch ca. 20 % Wasser gespeichert ist.

Bei den Proteinen gibt es auch eine Messzahl, die BW, also die sogenannte Biologische Wertigkeit. Da wird einfach eine definierte Menge Ei als 100 % gesetzt. Nun wird die gleiche Menge des anderen Lebensmittels damit verglichen, im Bezug darauf wie viel davon unser Körper aufnehmen kann. So liegt z.B. Tunfisch bei einem Wert von ca. 90 und Hafer bei einem Wert von ca. 60. Je höher die BW, desto besser die Aufnahme des Proteins. Werte bis ca. 140 sind möglich.

Und noch zwei Einheiten…

Das hört sich komplizierter an als es ist. Glykämischer Index und Glykämische Last. Der GI sagt aus, wie schnell die Glukose (Zucker) ins Blut geht und die GL gibt an, wie viel davon insgesamt auf die Rippen wandert, wenn wir es nicht verbrennen.

Die GL und vor allem der GI sind interessante Werte im Bezug auf Leistungssport und vor Allem im Bezug auf die Gewichts-Reduktion. Das erkläre ich in den jeweiligen Kapiteln.

Soviel zu den Einheiten, damit kann man nun etwas rechnen. Für den, dem das Rechnen keinen Spaß macht, gibt es fertige Programme als App, die uns das vereinfachen. Schwer ist es nicht, dem Einen liegt es halt, dem Anderen nicht.

Falls Du eine(n) Ernährungsberater(in) zur Hilfe ziehst, sollte diese(r) in den Formeln sattelfest sein. Du kannst es aber auch selber rechnen und auch kontrollieren. Siehe Kapitel „Mathematik".

Etwas Mathematik, ohne Rechnen

Bitte nur lesen wenn es keine Qual ist. Mathe ist nicht jedermanns Sache. Gerne kannst Du zu mir Kontakt aufnehmen und ich rechne Dir das aus (eventuell gegen Honorar), aber ich möchte nicht, dass jemand hier aufhört zu lesen nur weil das Kapitel "Mathe" heißt.

Wie viel Energie braucht ein Mensch?

Ein Eskimo, der von Beruf Bauarbeiter ist, braucht mehr Energie als die Sekretärin in Griechenland. Woran liegt das?

Wie berechne ich meinen Energiebedarf?

Ein paar Dinge sind ja sonnenklar. Wer körperlich arbeitet, braucht mehr Energie als jemand, der den ganzen Tag in der Hängematte liegt. Wer mehr Heizen muss, braucht zusätzlich Energie für Thermogenese, die Aufrechterhaltung der Körpertemperatur in kalter Umgebung. Aber auch wer groß ist, braucht mehr Energie als kleine Menschen. Warum ist das so?

Je Kilogramm Körpermasse brauchen wir etwas Energie, um die Funktion der Zellen am Leben zu erhalten. Ähnlich wie unser Auto auch Steuern kostet wenn es steht, brauchen wir selbst im Schlaf Energie. Sind wir wach, wird es mehr. Arbeiten wir, wird es mehr. Treiben wir Sport, wird es mehr.

Wichtig: Bei Tätigkeit brauchen wir mehr Energie! Wir brauchen auch bei jedem zusätzlichen Kilogramm Körpergewicht mehr Energie! Eine schwere Person braucht gegebenenfalls mehr Energie beim Schlafen, als eine leichte Person beim Sport.

Das kann man schätzen, ja. Ich halte aber nichts davon, denn zum Einen ist es einfach auszurechnen, zum Anderen machen wir noch viele Schätzfehler beim Ermitteln vom Energiegehalt der Nahrungszufuhr. Schätzung plus Schätzung ist mir persönlich zu ungenau. Wer so etwas mal 'ne Zeit lang genau macht, hat dann schnell ein gutes Gefühl beim Schätzen.

Kurz gesagt: je Kilogramm Körpergewicht brauchen wir ca. 1 kcal pro Stunde, auch wenn wir nichts tun. Einer, der auf dem Sofa Fußball schaut und ab und zu zum Kühlschrank geht, braucht vielleicht 1,3 mal so viel wie wenn er schläft. Der Fußballer im Fernsehen braucht vielleicht 2 mal so viel, aber halt auch nur wenn er spielt und nicht wenn auch er mal pennen geht.

Das zu errechnen kommt im nächsten Kapitel.

Etwas Mathematik, mit Rechnen

Pro Kilogramm Körpergewicht rechnen wir mit etwa 1 kcal Grundbedarf je Stunde. Das variiert etwas, je nach dem wie viel Fettanteil und wie viel Muskelanteil vorhanden ist, denn Muskelmasse braucht auch in Ruhe mehr Energie als Fettpolster. Also ist das hier auch nur eine Näherung. Die reicht uns aber aus, um relativ genau unseren Bedarf zu berechnen. Je nach Tätigkeit multiplizieren wir nun diese 1 kcal Grundbedarf je Stunde. (Das nennt sich PAL-Wert, Physical Activity Level)

mal 0,95 wenn wir schlafen

mal 1,2 wenn wir wach sind und nichts tun

mal 1,3 wenn wir herum sitzen, im Büro oder vor dem Fernseher

mal 1,4 wenn wir ab und zu stehen

mal 1,5 wenn wir ab und zu gehen

mal 1,6 wenn wir körperlich arbeiten

mal 1,8 wenn wir aktiv sind (Sport berechnen wir extra, hier ist z.B. der Waldarbeiter gemeint)

Und da wir das nicht 24 Stunden tun, sondern unser Tag sich teilt, wird es etwas mathematisch.

Angenommen, wir unterteilen den Tag in acht Stunden Schlaf, acht Stunden Arbeit und acht Stunden Freizeit und nehmen mal an, eine Person mit 75 Kilogramm arbeitet im Büro und hat in der Freizeit noch in Haus und Garten zu tun.

So rechnen wir:

Grundbedarf: 75 kg * 1 kcal * 24 Stunden = 1800 kcal

Nun müssen wir den Wert noch korrigieren, je nach Aktivität. Dieser Faktor heißt PAL-Wert, Physical Activity Level, eine genaue Tabelle finden wir unter dem Begriff auch im Internet.

Gesamtenergie = 1800 kcal * (0,95 Schlaf + 1,3 Arbeit + 1,6 Freizeit) / 3 Durchschnittlich

= 1800 kcal * 3,85 / 3 = 1800 kcal * 1,28 = 2310 kcal Tagesbedarf

Das ist mal eine schnelle Methode.

Nun etwas genauer...

Wenn wir das genauer wollen, weil die Person z.B. nur sechs Stunden schläft und noch sechs Stunden pro Woche Sport macht (pro Std. Sport addieren wir zum Freizeit-Wert noch 0,1 dazu), so ergibt sich folgende Rechnung:

Wir gehen wieder von dem Grundbedarf mit den 1800 kcal aus. Die folgende Berechnung wird nun etwas genauer wenn wir die Zeiten genauer betrachten.

Wir rechnen nicht in drei Tages-Abschnitten, sondern in 24 Stunden, also:

Gesamtenergiebedarf = 1800 kcal * (6 Std. * 0,95 PAL-Schlaf + 8 Std. * 1,3 PAL-Arbeit + 10 Std. * (1,6 PAL-Freizeit + 0,6 PAL-Sportpauschale)) / 24 Std.

= 1800 kcal * (5,7 + 10,4 + 22) / 24

= 1800 kcal * 1,59 PAL-Gesamt = 2860 kcal Tagesbedarf

Im Vergleich zur ersten Rechnung sind das nun ca. 500 kcal mehr pro Tag. Der Unterschied liegt darin, dass die Person nun zwei Stunden weniger geschlafen hat und in der Woche noch sechs Stunden Sport macht. Achtung, kein Darts, sondern zumindest Joggen.

Wenn nun jemand Probleme hat das zu verstehen: macht nichts, auch so was kann 'ne gute App. Ob die App aber den Sport berücksichtigt oder nicht, solltest Du erkennen können oder jemanden fragen, da das einen gewaltigen Unterschied macht. Bei den 500 kcal Unterschied pro Tag in diesen Beispielen hier sind das über eine Woche 3500 kcal. Das entspricht, wie du beim Thema „Brennwerte" gelernt hast, ½ Kilogramm Körperfett Abnahme, falls zu wenig zugeführt wird oder ½ Kilogramm Zunahme falls zu viel verzehrt wird.

Je genauer wir rechnen, desto genauer lässt sich nun der Bedarf von Zuviel oder Zuwenig unterscheiden. Eine genauere Berechnung ist, wie schon gesagt, möglich. Der Körperfettanteil spielt dabei eine Rolle, doch was eher wichtig ist, ist die genaue Messung dessen, was Du zu dir nimmst. Viel Ungenauigkeit stammt aus der Messung dessen, was Du zu dir nimmst und diese Werte genau zu ermitteln, ist viel Arbeit. Die Bedarfsrechnung brauchst Du nur ein Mal, solange dein Gewicht und dein Tagesablauf nahezu gleich bleiben. Da kannst Du mal schnell einmal im Monat nachrechnen, z.b. beim Radsport im Winter und im Sommer oder beim Abnehmen wenn mal 5 kg weg sind. Die Erfassung dessen, was Du täglich konsumierst, ist da viel aufwändiger. Für die Erfassung der IST-Menge empfehle ich eine App zu verwenden. Für genauere Werte gibt es Tabellenbücher aber das Heraussuchen aller Dinge des täglichen Verzehrs ist sehr aufwändig.

So, der Mathe-Anteil ist geschafft. War`s schlimm?

(Das würde mich echt interessieren, ich freue mich über Kritik, z.B. via Mail)

Gute und schlechte Voraussetzungen

Wenn nun einer zur WM im Skibob-Fahren antritt, so poliert der die Kufen und bügelt sogar die Falten aus dem Anzug, um möglichst aerodynamisch zu sein. Gute Voraussetzungen sind also entscheidend. Ob Du abnehmen willst oder bessere Leistung bringen willst, Du solltest auf jeden Fall auch etwas polieren und die Falten raus bügeln. Aber wo um Himmels Willen sind die Falten denn?

So kompliziert das auch beim Skibob-Rennen ist: wer es kann hat Erfolg, wer es nicht kann macht vielleicht auch 'nen guten Platz, auf das Treppchen kommt er aber nicht. Die Vorbereitung ist wichtig!

Nehmen wir mal das Beispiel Abnehmen: Es braucht schon einen starken Willen. Da wird mir wohl jeder zustimmen. Nehmen wir mal an, im Schrank neben dem Fernseher sind Schokolade und Gummibärchen und es regnet. Du hast keine Regenkleidung und hattest 'nen harten Tag im Job. Glaubst Du, dass das 'ne ideale Voraussetzung ist?

Ich gebe mal noch eins oben drauf. Deine Leber ist verfettet, Du hast Adipositas mit einem BMI von 35 und was viele erst mal gar nicht bedenken, dein Stoffwechsel beeinflusst nicht nur deine körperliche Verfassung, sondern zieht Dich auch mental runter. Das Übergewicht bringt die Knochen abends zum schmerzen und nun noch Sport, wie soll das denn bitte gehen?

Wer abnehmen will und sich in so einer Situation befindet und im Fernsehen, im Internet und auf dem Titelblatt einer Illustrierten nun liest "Abnehmen mit der xy-Diät, fünf Kilo weg in zwei Wochen, - Trinke den XYZ-Saft und erlebe Wunder,...", der wird eventuell der Illusion glauben schenken und sich sagen: "ich habe ja nichts zu verlieren" und irrt sich damit gewaltig. Zu verlieren hast Du deine Gesundheit und deine Motivation, wenn es nicht klappt. Das Wundermittel hat aber sein Ziel erreicht und dein Geld eingefahren. Ebenso zahlt jener, der den schnellen Muskelaufbau durch die Einnahme von besonderen Pulverchen erreichen will, seinen Preis.

Dieser Preis ist sehr hoch! Wir bezahlen oft mit unserer Gesundheit, dem teuersten Gut. In extremen Fällen von Übergewicht mag es schon ratsam sein z.B. den Magen zu verkleinern oder medikamentös einzugreifen. Wer davon betroffen ist, muss aber unbedingt zum Arzt, denn auf eigene Faust geht das nicht und ist gefährlich. Zusätzlich zum Dok noch 'nen Ernährungsberater hinzuzuziehen, ist dann sicher auch kein Fehler.

Aber es gibt dennoch Tipps zum Abnehmen und zum Leistungssport... Ich zeige Dir die Falten im jeweiligen Kapitel.

Wie werde ich Fett?

Ich schildere mal einen Fall, der typisch ist. Dieser Fall ist nicht immer und nicht bei jedem zutreffend, aber daran lässt sich das "Zunehmen" einfach erklären.

Du hast Hunger. Du hast keine Vorsorge getroffen oder bist beruflich bedingt nicht in der Lage auf geeignete Lebensmittel zuzugreifen, aber ein Bäcker ist in der Nähe. Du isst ein belegtes Brötchen oder auch zwei, vielleicht hat der ja Leberkäs`. Aufgrund Deiner Erfahrung nimmst Du gleich noch `ne Brezel mit, Du weißt ja, das reicht nicht. Zum Essen soll man was trinken, eine Cola nimmst Du noch mit.

Was passiert?

Dein Körper erhält Weißmehl (Brötchen). Der Glykämische Index (wird noch erklärt) von Weißmehl ist verdammt hoch. Dein Körper MUSS sofort Insulin produzieren, weil Dein Blutzuckerspiegel schnell ansteigt. Das Insulin ist ein anaboles Hormon, welches den Zellen sagt: "aufmachen, da kommt was, bitte einlagern!" Weil der glykämische Index so hoch ist, also der Zuckerspiegel schnell ansteigt, muss auch der Insulinspiegel schnell ansteigen, klar oder? Das bedeutet "schnell einlagern, weit auf, ihr Zellen!"
Das Fett im Leberkäs` hat Kalorien wie blöd. Der Magen, dein Retter, verzögert das etwas, denn der gibt das nicht so schnell her, hier muss er erst etwas verdauen. Das "Zuviel" an Insulin sorgt aber dafür, dass Dein Blut bald wieder (Zucker-)leer ist, denn der Zucker ging ja schnell in die Zellen. Als Folge hast Du dann wieder Hunger. Deshalb kommt ja auch anschließend die Cola. Wieder wird Insulin

in rohen Mengen produziert, denn die Cola geht superschnell durch den Magen, zu viel Insulin wird produziert, fast alle Kalorien werden eingelagert, das Blut ist also schnell wieder leer, wieder entsteht Hunger!

Zählen wir mal zusammen:

Sesambrötchen 260 kcal / 100 g, eins 50 g, davon zwei gegessen, > 260 kcal

Leberkäs` 270 kcal / 100 g, zweimal ca. 200 g = 400 g > 1080 kcal

Cola 37 kcal / 100 g, Flasche mit 1/2 Liter, > 185 kcal

und eine Butterbrezel mit 85 g (klein) ca.… > 260 kcal

in der Summe: 1785 kcal

Wer da noch ein Stück Linzer Torte zum Nachtisch nimmt, (das hat mit 450 kcal / 100 g und bei einem Gewicht von 200 g dann also noch mal 900 kcal) der hat schon damit den Tagesbedarf eines durchschnittlichen erwachsenen Mannes übertroffen!

Aber auch ohne die Torte kommen wir dann, ohne Frühstück und ohne Abendessen bei ungefähr 2500 kcal als Bedarf-Mittelmaß mit diesen 1785 kcal auf über 70 % des Tagesbedarfs. Und wir sollten bei ca. 33 % liegen, da wir ja drei Mal pro Tag essen.

Wie nehme ich ab?

Das interessiert viel mehr Leute. Klar. Bedingung ist erst mal, dass Du Körperfett hast. Etwas Körperfett ist natürlich und normal. Abnehmen ohne Körperfett ist ungesund. Es geht zwar auch, aber dazu musst du was amputieren oder die Muskulatur abbauen. Muskelabbau geht einher mit Herzmuskel-Abbau. Also, wer kein Körperfett hat, sollte das tunlichst bleiben lassen!

Das hier liest sicher auch der oder die Eine oder Andere der/die an der Grenze von Magersucht herum schleicht. Bitte, bitte, dann ist das hier das falsche Buch. Es gibt gute Hilfe und gute Infos im Internet, wo Du in dem Fall Hilfe bekommst, die Dir viel mehr bringt als dieses Buch. Gerne kannst Du auch Kontakt zu mir aufnehmen, via Mail.

Wer von euch ist denn zu Fett? Wer glaubt das von sich? Wer ist sich sicher? Und warum?

Berechne mal deinen BMI. Wie? Schau mal im entsprechenden Kapitel. Gewicht geteilt durch Größe im Quadrat. Ab einem Wert von 30-35 aufwärts ist das eine Krankheit und sollte mit dem Dok besprochen werden. Besonders, wenn jemand zu wenig wiegt, BMI unter 18,5, ist das noch gefährlicher. Bei Super-Sportlern mit viel Muskelmasse und kaum Fett wird der BMI sehr täuschen. Vorsicht! Darauf gehe ich aber noch genauer ein.

Für alle Anderen, Gesunden, die dauerhaft abnehmen wollen, gilt dieses Kapitel aber sehr wohl.

Also los…

Es gibt viszerales Fett und viszeral bedeutet so etwas wie Eingeweide (ungesundes Bauchfett). Im Gegensatz dazu ist Unterhautfett bei Weitem nicht so schlimm. Warum? Na ja, das Fett außen kann dich bei einem Sturz noch abpolstern, das innere Fett aber drückt auf die Organe. Diese brauchen aber Platz, um arbeiten zu können. Organe müssen Stoffe aufnehmen und abgeben können. Dazu werden sie größer und kleiner. Ein solches Organ ist das Herz, aber auch die Leber, die Nieren, der Darm, die Lunge, na ja, eigentlich alles, sogar das Hirn. Keiner würde auf sein Notebook sitzen, klar, dass der dann an Rechenleistung verliert. Ist es da verwunderlich, dass fette Leute oft Bluthochdruck haben? Wie schon beschrieben, wird der Blutzucker durch Insulin aus dem Blut in die Zellen transportiert. Ist der Insulinspiegel hoch, werden wir zunehmen. Gemessen wird aber z.B. beim Diabetiker der Zuckerspiegel und nicht der Insulinspiegel. Das liegt daran, dass der halt einfacher zu messen ist. Hat der Körper viel Zucker, so produziert er viel Insulin. Dadurch geht der Zuckerspiegel runter. Ist also viel zu viel Zucker im Blut, produziert die Bauchspeicheldrüse erst mal viel Insulin und lagert viel (Fett) ein. Irgendwann sind die Zellen aber randvoll. Um dann noch etwas mehr einzulagern, muss noch viel mehr Insulin produziert werden . In manchen Ländern gibt es am Bahnhof Personal, das die Fahrgäste in den Zug rein quetscht. Das halte ich für einen guten Vergleich. Das geht so weit, bis die Bauchspeicheldrüse das Handtuch wirft. Ab dem Tag geht ohne Insulin per Spritze nichts mehr. Die Zellen interessieren sich nicht mehr für das bisschen Insulin der Bauchspeicheldrüse, sofern noch was kommt, schließlich ist bei ihnen voll. Das nennt sich Insulinresistenz und ist eine Krankheit. Eine vermeidbare Krankheit. Aber wie?

Wenn wir hin und wieder den Zuckerspiegel so weit absinken lassen, dass die Zellen nicht ständig bedrängt werden, wenn nun kein Insulin mehr im Blut ist, geschieht das Gegenteil. Die (Fett-)Zellen geben ab. Genau das wollen wir in dem Fall ja erreichen.

Wie lange dauert das Absinken des Zuckerspiegels?

Das ist sicher von einigen Faktoren abhängig. Eine Dauer von 2-4 Stunden ist wohl angebracht. In der Zeit sollte also nichts, rein gar nichts, außer Wasser oder Tee aufgenommen werden.
Und dann? Na? Klar doch, nun verbrennen (=bewegen) wir! Im Blut ist nichts mehr, was verbrannt werden kann, also muss das Zeug zum Verbrennen irgendwo her kommen. Der Körper kann nun nur Fett oder Proteine her nehmen, die Kohlenhydrate sind ja alle schon weg. Das tut er auch! Und wie! Einige kennen die Aussage, beim Fitness auf dem Crosstrainer oder Laufband oder Rad würde die Verbrennung erst nach 20 Minuten einsetzen. Das ist eine alte Weisheit, die daher kommt. Aber die berücksichtigt ja nicht, was Du vorher gegessen hast. Hast du noch 'nen fetten Braten im Magen, so funktioniert das mit dem Abnehmen halt nicht. Das ist jetzt etwas klarer, oder?

Was vorkommen kann: Viele Leute bekommen den "Zitterich" bei Unterzucker. Ein Diabetiker sollte da sehr vorsichtig sein, den haut`s mal schnell um. Dabei sterben Hirnzellen und es kommt zu Organschädigungen, weil dessen Haushalt den richtigen Umgang mit der Situation verlernt hat. Der Umgang mit der Knappheit kann aber trainiert werden. Oft werden Leute, die Hunger haben auch aggressiv. Die Mutter Natur hat uns so gemacht. Nun müssen wir Kämpfen und was zu Fressen erlegen und das geht besser, wenn Du aggressiv bist. Mit etwas Training kriegst Du das aber sehr schnell in den Griff, schließlich bist Du ja kein Tier und hast einen Verstand und kannst daher darauf reagieren. Wissen solltest Du das aber, nicht dass Du gleich was erlegst.

Nun machen wir uns die Natur noch etwas zu Nutze. Die Natur hat dem Insulin einen Gegenspieler geschenkt. Das Adrenalin! Wenn es darum geht, die Beute zu erlegen, müssen die Sinnesorgane wie Augen, Ohren, einfach alles, voll unter Strom stehen, sonst kriegen wir die Beute nie. Deshalb ist Adrenalin im Kampf das richtige Mittel, es macht mobil. Hellwach - und wie geht das? Adrenalin holt nun aus den Fettdepots raus was geht, jetzt wird es gebraucht! Stehst Du unter Adrenalin, wenn Du auf dem Crosstrainer im Wohnzimmer stehst? Wohl kaum. Erinnerst Du dich an das Kapitel "Gute Voraussetzungen"?

Ist es nicht besser, Du machst in der Fitnessgruppe mit der Techno-Musik und den "Anderen" mit, weil Du dann im Wettkampf mit jemandem stehst? Wenn Du beim ersten Mal etwas Scham hast und Dir und den Anderen etwas beweisen willst? Das musst Du natürlich nicht wirklich, jeder ist gleich viel Wert! Aber erkennst Du den Ansporn und was er auslöst? Finde Freude daran und Du wirst sehr schnell nicht nur leichter, sondern erlebst Erfolg und das ist die beste Motivation!

So, und nun hau ich noch eins oben drauf! Ich habe versprochen, die "Falten" aufzuzeigen und habe den Anspruch hier kein allerwelts-Gedönse von mir zu geben, sondern euch brauchbar zu unterhalten. Also, wozu ist das Fett denn da? Als Energiespeicher, ja, wozu noch? Fett ist super für die Thermoregulation. Das ist wie ein Pullover extra. Der Körper wird von dem Fett isoliert und speichert die Wärme. Erinnerst Du Dich an das Kapitel der Einheit Kalorie? Was war das nochmal? Damit Du nun nicht suchen musst, 'ne kleine Wiederholung: 1 cal ist die Energiemenge, die man braucht um 1 g Wasser um 1 Grad zu erwärmen. Da es Dir bei der Bewegung ja sowieso zu warm ist, lass deinen Körper die Wärme abgeben! Das tut der zum Einen durch Schwitzen, aber erst die Verdunstung entzieht die Wärme. Kleidung aus Plastik-Mikrofaser (ich hasse das eigentlich wegen der Umwelt) saugt das Wasser ab, vergrößert die Oberfläche und fördert die Verdunstung. Im Fitness-Studio bitte nicht den Betreiber beschimpfen, der macht ja immer so saukalt! Nee, der weiß warum!

Die Wärme, die Du verlierst, wird dein Körper nachproduzieren. Das frisst Energie, Kohlenhydrate sind Mangelware, es bleibt nur Fett und Protein. Was Anderes ist nicht mehr zum Verbrennen da. Bis Du "warm" bist, zieh Dir was drüber, der Stoffwechsel muss erst in Gang kommen.

Merkst Du langsam, warum es wichtig ist die "Falten" raus zu bügeln, wie ich unter den Voraussetzungen geschrieben habe? Welche Sportart eignet sich zum Abnehmen? Deine Muskeln haben einen Energie-Speicher. Stell Dir mal vor, es wirft dir jemand 'nen Ball zu. Da hat der Körper ja keine Zeit, erst mal Fett aus der Zelle zu holen, das umzubauen in brauchbare Moleküle und dann noch schnell genug zu reagieren. Deshalb hat jeder Muskel etwas an schnellem Treibstoff. Das ist Ideal beim Muskelaufbautraining, was wir auch noch behandeln, doch das ist auch beim Abnehmen sehr wichtig. Aber dazu später. Die lang anhaltende Belastung braucht zum Verbrennen Sauerstoff. Deshalb beginnen wir beim Ausdauer-Sport viel und tief zu atmen. Als ich den Pflanzen-Kohlenstoff-Kreislauf erklärt habe, habe ich hoffentlich verständlich erklärt, dass Abnehmen durch Atmung stattfindet. Wenn Du viel atmen willst, aber Fett bist, dann kommst Du auch schnell an deine Grenzen, an denen einfach das Hirn sagt: hier ist Schluss. Wenn dem so ist, mach Schluss, dein Hirn hat recht! Wenn Du Dich zu Beginn überanstrengst bringt das nichts, sprache eventuell einen Trainer des Fitnessstudios darauf an, falls Du die Möglichkeit hast.

Wie halte ich länger durch? Ich will ja viel abnehmen und dazu muss ich viel atmen. Ganz einfach, fange langsamer an. Teile Dir Deine Kräfte ein und nimm Dir Zeit. Zu lasche Bewegung gibt es kaum, nur gar keine Bewegung ist Mist. Wenn Du mal ein paar Beispiel-Rechnungen im Kapitel „Mathe" machst, merkst Du das schnell, etwas bewegen ist gleich mal Faktor 1,6 bis 1,8 (PAL-Wert) und ein Spitzensportler liegt höchstens bei 2,2. Besser, Du kannst das bald mal 30 Minuten oder später zwei Stunden durchhalten, als Vollgas und nach zehn Minuten ist es vorbei. Zehn Minuten mal Faktor 1,8 bei der Verbrennung zu haben ist viel weniger als 30 Minuten mal Faktor 1,6.

Um Korrekt zu rechnen:

10 Minuten * 1,8 (Hochlastfaktor) = 18.

30 Minuten * 1,6 (Teillastfaktor) = 48.

Nun fehlen dir bei der Vollast natürlich zwanzig Minuten, in denen dein Körper auch Energie braucht, nehmen wir hier den Faktor 1,3 weil du dich nach der Höchstlast ausruhen musst:

20 Minuten * 1,3 = 26.

18 + 26 = 44 also weniger als 48.

Diese Endzahl ist eine reiner Zahlenvergleich!

Und genau deshalb, mach langsam, es wirkt besser!

Wenn Du nun 'nen BMI von 30 hast und nicht vor Muskeln strotzt, so ist dein Knochenbau eventuell auch nicht unbedingt der Beste. Ich habe im Vorwort schon geschrieben, dass ich eben ein bisschen direkt bin, wie man bei uns zu sagen pflegt. Das hat aber gar nichts mit Dir zu tun, ich kenne Dich nicht einmal, noch nicht. Ich will's aber los werden, denn es ist wichtig für Dich und mir geht es um das Optimum für Dich.

Wenn die Knochen nicht für starke Belastung gebaut sind, dann solltest Du keinesfalls mit miesen Schuhen auf dem Asphalt zum Waldrand rennen! Ein Spaziergang oder Bergwandern, auch mit

Walking-Stöcken (die brauchen noch Armeinsatz), ist da viel besser. Im Wald, wo Sauerstoff in hoher Konzentration vorhanden ist, ohne Stress. Im Kapitel Natur schreibe ich noch, was Du da gleich zum Essen mit nach Hause nehmen kannst.

Wenn Du Geld hast und Dir einen Fitness-Studio Beitrag leisten kannst, dann solltest Du das nutzen. Zum Einen haben die in der Regel gutes Personal mit Schulung im Bereich der Ernährung, frag danach. Zum Anderen haben die "Zirkel". Das sind Gruppen von Geräten, die Abwechslung mit Bewegungen bringen und die deine Knochen und Gelenke schonen. Lass Dich in den Zirkel einweisen und nenne dein Ziel. Die zeigen Dir Dinge, die Du selbst so nicht machen würdest.

Es gibt aber in der Natur auch sehr viele Aktivitäten, die saugut sind. Eben das Bergwandern, mit Rauf und Runter und auch auf der Ebene. Du bestimmst das Tempo und wenn's keine Berge gibt, machst Du halt hin und wieder schneller und langsamer. Radfahren ist auch geeignet, wenn's ein gescheites Rad ist, sonst vergeht dir der Spaß. Lieber walken als ein mieses Rad. Ich weiß, wovon ich schreibe. Falls Du aber etwas sportlicher bist und ein gutes Bike hast, kann das Spaß machen und das Adrenalin nur so fließen lassen. Generell sind Bewegungen, die im Kreis ablaufen besser für Übergewichtige als z.B. Joggen, weil beim Laufen immer Schläge auf die Menisken kommen. Stell Dir mal vor, Du machst einen Schritt, dann schmeißt Du ja ein Bein nach vorne. Du bist untrainiert und deine Bänder sind locker. Der Fuß mit Schienbein und Wade fliegt nach vorne. Dein Oberschenkel bekommt etwas Abstand vom

Knie, bis die Bänder halten. Dann kommst Du mit deinem Übergewicht und haust voll oben drauf, so richtig mit Schwung. Wenn da der Meniskus nicht schon im Eimer ist, ist er es danach aber sicher. Der Dok schneidet den dann raus, dann hast du auch etwas abgenommen, toll. Also lass das bloß bleiben, egal was irgendwer dazu sagt. Warum ich das schreibe? Mein Meniskus war total im Eimer. Links innen und außen, rechts innen. Der OP-Termin stand an. Ich hatte Glück. Ein Freund, der Orthopädiemechaniker ist und sich mit Behinderungen aller Art auskennt, hat mir damals gesagt: "Das wird wieder". Ich konnte fast nicht mehr laufen und war skeptisch. Mein Freund montierte mir Schlaufen-Pedale ans Rad. Damit kann man wie mit den Klick-Pedalen auch im Ziehen fahren, nicht nur durch Drücken -Und ich habe gezogen. Kaum drei Monate später waren die Schmerzen weg. Bis heute! Was war passiert? Die Muskulatur wurde besser. Gute Muskeln sind immer etwas unter Spannung. Der Spalt im Knie wurde kleiner und kleiner und verschwand. Nun habe ich keine Lücke mehr beim Gehen oder Laufen, wenn ich die Wade und den Fuß nach vorne schmeiße. In Folge schlage ich nicht mit Schwung auf den Meniskus und dieser konnte sich erholen, er hat sich super erholt! Hätte der das auch getan, wenn er ausgebaut wäre?

Das war ein kleiner Exkurs zu etwas, das nur am Rande zum Thema Abnehmen passt, aber weil ich das viel sehe, vor allem wenn im Januar die etwas dickeren Mädels herum joggen und ich die Konsequenzen kenne, bitte ich euch, darauf zu achten. Abnehmen, falsch gemacht, ist nichts für die Gesundheit. Richtig gemacht sehr wohl!

Zusammenfassend sind Geräte mit Kreisbewegung sehr gut, keine Schläge, gerne Gehen im Wald und normal gewichtige Personen, die etwas trainiert sind, sollen natürlich auch laufen, viel sogar. Aber immer mit den passenden Schuhen. Die Sportart sollte auf jeden Fall eine Ausdauersportart sein und wenn Adrenalin dazu kommt, umso besser.

Dürfte ich auch krankhaft fette Leute in hohem Adipositas-Stadium beraten, so würde ich wohl dazu raten, im kalten Wasser zu schwimmen. Ich tu das manchmal und habe danach immer Hunger, warum wohl?

Weitere Tipps, wie es leichter geht, abzunehmen

Hast Du geglaubt, ich höre schon auf, Tipps zu geben? Ich schreibe bewusst von Tipps, denn Ratschläge sind auch Schläge. Ich wollte selbst keine Schläge und will Dich auch nicht schlagen. Viele Leute tun aber bei einer sogenannten Diät nichts Anderes als Selbstkasteiung. Was bedeutet Selbstkasteiung? Laut Wörterbuch ist das freiwilliger Verzicht und Leiden. Das hört sich nicht nur Sch... an, es ist es wohl auch.

Ein Bisschen muss wohl sein, aber nicht zu viel, sonst hältst Du das nicht lange genug aus. Wer also 1 kg Körperfett durch weniger Essen abnehmen will, muss diese Energiemenge ja weniger zuführen. Unser Körperfett hat pro kg ca. 7000 kcal brauchbare Energie. Würdest Du das nun in einer Woche weg haben wollen, müsstest Du jeden Tag auf 1000 kcal verzichten. Gehen wir mal davon aus, dass Du einen berechneten Bedarf von 2500 kcal hast (männlich) oder als Frau gerade mal 1900, so ist wohl schnell zu erkennen, dass das hart wäre. Gehen wir weiter davon aus, dass Du insgesamt 20 Kilo abnehmen willst, bedeutet dies, weil`s ja nicht immer so genau hinhaut und die doofen Schlemmertage noch dazwischen sind, ein halbes Jahr die Hälfte zu essen. Was würde da wohl passieren?

Ist es nicht so, dass wir eine gewisse Menge Vitamine und Mineralstoffe brauchen? Sind die Vitamine und Mineralstoffe freiwillig? Oder sind diese Vitamine und Mineralstoffe lebensnotwendig? Merkst Du, dass das nicht gesund sein kann, einfach die Hälfte zu essen, geschweige denn, dass Du das durchhalten kannst? Ja, es gibt solche Diäten, leider zu viele davon und nahezu alle scheitern. Ich meine damit, mehr als 90 % davon scheitern. Glaubst Du, dass es bei Dir dann anders ist? ...schon wieder: Also...

Ich bin nun kein Gott oder Hellseher und kenne eben Deine Essgewohnheiten nicht. Es gibt sicher viele Leute, die jeden Tag so schlechtes Zeug zu sich nehmen, dass sie mit nur $1/3$ von der Menge an Nahrung mit guten Inhalten eine bessere Vitamin- und Mineralstoffversorgung hätten. Kein Vorwurf, wenn Du dazu gehörst, das liegt meistens an Fehlinformation, sonst würde das keiner tun und eher die Vitamine noch zusätzlich dazu essen.

Deshalb erkläre ich das mal so gut ich kann. Der Ernährungsexperte aus dem Labor möge mir die Ungenauigkeit der Erklärung verzeihen, ich will das Prinzip allgemein verständlich rüber bringen. Die Chemie-Suppe in uns muss passen. Der Motor hat nichts davon, wenn von dem Einen zu viel da ist und vom Anderen, was er für die Stoffwechselreaktion braucht zu wenig oder nichts. Ich erklär das mal am Beispiel Auto weil ich, wie Ihr sicher schon vermutet, aus der Technik stamme. Ein Benziner braucht für optimale Leistung genau 14,5-mal soviel Luft wie Benzin. Fehlt etwas Luft, weil der Luftfilter verschmutzt ist, so wird nicht alles Benzin verbrannt, der Katalysator verstopft, da sich Ruß bildet, er geht kaputt. Ist zu viel Luft vorhanden, der junge Fahrer findet den Sound ohne Luftfilter nämlich geiler, so wird der Motor zu heiß, es brennt ein Loch in den Kolben und der Motor geht kaputt.

Nun hat das ja scheinbar in einem Buch zur richtigen Ernährung nichts zu suchen aber bitte seid mit mir etwas nachsichtig, ich finde diese Erklärung nachvollziehbar. Und wenn es jemand genauer wissen will und googeln möchte, unter „stöchiometrisches Verhältnis" ist dieses Phänomen zu finden. Der chemische Zusammenhang ist in unserem Mensch-Motor so ähnlich. Nur, dass wir nicht zwei Stoffe im richtigen Verhältnis brauchen, sondern hunderte oder gar tausende.

Wenn wir nicht alles im richtigen Maß zur Verfügung haben, geht unser Motor kaputt. Wenn wir nun `ne Diät machen und zu wenig oder gar keine "Schmierung" haben, dann geht halt noch schneller „was kaputt".

Wie viel Reduzierung der Nahrungszufuhr ist denn nun richtig? Ich empfehle maximal 20-25 % weniger Kalorienzufuhr, bei sehr übergewichtigen Leuten immer in Absprache mit dem Dok, ansonsten so maximal 500 kcal am Tag, was in etwa 0,5 kg Gewichtsreduktion pro Woche entspricht. Im Monat 2 kg abzunehmen ist okay und ohne zu leiden machbar.

Warum ist das machbar? Da hab ich wieder `ne echt gute Nachricht. Wir essen normalerweise so einen Mist, sonst hätten wir das Problemchen ja nicht, dass es ein Leichtes ist, diesen Schrott durch etwas Gescheites und Gesundes zu ersetzen. Das wirklich Gute dabei ist, es schmeckt auch noch besser.

Ich gebe noch eins drauf! Es gibt Nahrung, die uns Satt macht und es gibt Nahrung, die uns hungrig macht. Lassen wir doch die

Hungrig-Macher weg und ersetzen die durch Sattmacher. Wenn wir nun 20 % der Kalorien weg lassen, in dem wir die hungrig machenden Lebensmittel durch satt machende Lebensmittel ersetzten, nehmen wir ab, nahezu ohne zu hungern. Warum die Einschränkung "nahezu"? Wir verbinden Diät immer mit Qual. Das ist so fest in unserem Hirn drin, das kriegen wir auch bei Dir nicht raus, ich hab's ja auch noch drin. Wenn Du nach einer gewissen Zeit mal im Alltag vergisst, dass Du mitten in der Diät bist, wirst Du merken, dass es gar keine Qual ist. Im Gegenteil, Du wirst schnell Freude an Deiner neuen Kraft haben, weil wenn das Kraftstoffgemisch stimmt, Dein Motor viel mehr Power hat.

Da ich aber nun mal DEINE Ernährung nicht kenne, kann ich nicht exakt sagen, was Du weglassen solltest. Klar oder? Nein, dem ist nicht ganz so. Ich werde an Beispielen zeigen, was schlecht ist und ersetzte den Mist dann durch gutes Zeug. So kommst Du dahinter, wo es drauf an kommt und außerdem gebe ich noch einige Empfehlungen, mit denen Du für Dich persönlich Gutes findest. Aber nun zu Beispielen.

Du erinnerst Dich an das Kapitel in dem es darum ging, wie man Fett wird? Da kommt eine Mahlzeit mit 1785 kcal vor. Das waren gerade mal zwei Brötchen mit Leberkäs`, eine Brezel und `ne Cola. Jetzt ersetzen wir das mal durch gesundes Zeugs. Das Leberkäs`-Brötchen mit Weißbrot kommt weg, da nehmen wir ein Vollkornbrötchen mit Lachs oder Schinken, damit es Schmeckt `ne Essiggurke drauf, das klappt auch bei dem Metzger nebenan. Das zweite Brötchen gibts mit Käse und etwas Sauerkraut, natürlich auch aus Vollkorn.

Dann kommt die Butterbrezel weg, wir haben für den Hunger zwischendurch mittlerweile von zu Hause etwas rohen Kohlrabi und Karotten dabei. Im Volumen hiervon eher mehr.

Trinken tun wir ausschließlich Tee oder Wasser, die fehlende Süße ist nur am Anfang hart zu entbehren und je nachdem wie kritisch das der Eine oder Andere sieht, lassen wir die Süßstoff-Chemie auch weg. Selbst wenn es derzeit "natürliche Zuckerersatz-Stoffe" gibt, was soll das? Soll ein Ex-Alki etwa alkoholfreies Bier trinken? Oder tut sich auch der leichter ganz ohne?

Nun rechnen wir zusammen:

Zwei Brötchen je 70 Gramm (anstelle von 50) haben nun 155 kcal, = 310 kcal

50 g Lachs, = 95 kcal

100 g Schinken, = 190 kcal

Kraut 100 g, 16 kcal

Essiggurke 25 g, = 4 kcal

Tee, 1 Liter, = 0 kcal

für die Pause danach noch den Kohlrabi mit 150 g, = 38 kcal

und die Karotte mit 100 g, = 26 kcal

Zusammen: 679 kcal

Hab ich da was vergessen? Eher nicht! Es ist so wenig, Einwand?

Du bist nicht satt? Darum nehmen wir jetzt anstelle der Linzer Torte noch, das ist der Trick (Erklärung folgt), eine Packung Quark und damit es schmeckt kommt etwas Studentenfutter rein.

Quark, den 250 g Pack, Magerquark 75 kcal pro 100 g also 175 kcal, oder den Guten mit 20 % Fett, der hat dann ca. 270 kcal. Und das Studentenfutter mit den Dickmachern von Nüssen und Rosinen in Maßen, 50 Gramm. Das sind nochmals 230 kcal. Damit sind das 500 kcal. Die Linzer Torte hatte mit 900 kcal fast das Doppelte. Warum denn Quark? Was soll der Quark? Er ist mehrfach gut für Dich. Der Quark hat viel Protein. Das verhindert den Muskelabbau, den Du sonst hast weil bei weniger Kohlenhydrat-Vorrat die Proteine mehr zur Energiegewinnung herangezogen werden und Du willst ja keine Muskeln verlieren. Nebenbei macht die Mischung pappsatt. Das Studentenfutter ist nicht so toll, wenn Du Zeit und Lust hast machst Du dir die Mischung selber und nimmst dabei Nüsse mit weniger Power und die getrockneten Rosinen ersetzt Du mit einem echten Apfel, denn der hat nur 20 % Power und ist nicht in der Industrie mit Chemikalien behandelt worden, das kann wohl nur besser sein.

Du merkst vielleicht, dass das rohe Gemüse kaum zu Buche schlägt, wenn Du also mehr Masse brauchst, hau damit rein. Das Gemüse ist auch noch extrem gesund, es hat Ballaststoffe und reichlich sekundäre Pflanzenstoffe, die Dich fit machen und ganz nebenbei deinen Stoffwechsel ankurbeln. Außer dem Obst isst Du nun fast nichts was Deinen Zuckerhaushalt schnell in die Höhe und somit die Insulinproduktion ins unermessliche treibt. Der Apfel in Kombination mit dem Voll-Quark, den Du ohne Magerstufe genießen kannst, bremst auch die Ausschüttung aus dem Magen, denn das Fett im Quark hat eine längere Passage-Zeit im Magen und hält somit länger satt.

Du schlägst viele Fliegen mit einer Klappe!

Du hast:

mehr Vitamine und sekundäre Pflanzenstoffe,

mehr Mineralstoffe und Ballaststoffe,

weniger Kalorien,

mehr Proteine und somit weniger Muskelabbau,

gute Sättigung,

weniger Insulin und niedrigere Insulin-Spitzenwerte und deshalb nicht nach kurzer Zeit schon wieder Hunger,

ein besseres "Gemisch" und dadurch einen besseren Stoffwechsel.

Und nach dem Essen verfällst Du weniger in Müdigkeit, falls Du zu viel Quark gegessen hast, reduzier das halt :-)

Du liegst jetzt noch gut unter deinem Tages-Limit, was Dir ein gutes Gefühl gibt. Auch wenn Du das nicht sofort einlösen willst, Du bist ja satt. Des Weiteren sinkt deine innere Verfettung, die mit für Deine Stoffwechselstörung verantwortlich ist.

Jetzt hört sich das ja erst einmal gut an. Nun muss das Konzept natürlich auch noch zu Dir passen. Vielleicht hast Du eine

Unverträglichkeit gegen die Nüsse oder den Quark. Das mag schon sein und ist sogar eher wahrscheinlich als ausgeschlossen. Diese Unverträglichkeit ist meist die Folge einer Stoffwechselstörung, die mit hoher Wahrscheinlichkeit durch falsche Lebensmittel hervorgerufen wurde. Es geht nun darum, Deinen Körper zu reparieren. Eine Ernährung mit mehr Ballaststoffen, wie ich sie sehr empfehle, kann ungewohnt sein und anfangs zu Blähungen führen. Deine jetzige Ernährung kann ich beim Schreiben eben nicht kennen und somit auch keine generelle Empfehlung geben. Ich erinnere nochmal: Es gibt keine universelle Empfehlung in der Ernährung. Finde langsam, aber gezielt heraus, was zu Dir passt.

Ein Beispiel aus eigener Erfahrung: Wenn ich Obst esse, und ich esse es gerne, so habe ich mir früher oft gleich drei Äpfel auf einmal rein geschoben. Stunden später hatte ich im Unterleib ganz unten, weit unterhalb des Bauchnabels, dann ein Zwicken und ich war froh wenn ich auf dem Klo entleeren konnte, damit der Schmerz weg war. Heute esse ich mehr Äpfel als damals und habe keine Probleme mehr damit. Warum?

Nun bin ich weder Biologe noch Chemiker und habe mich auch noch nicht aufgeschnitten. Dennoch habe ich eine Ahnung, was da nun anders ist, denn ich beobachte meinen Körper heute mehr und achte auf Signale. Die Sensoren dazu waren ja da, nur waren sie eben verdreckt oder andere Signale waren wichtiger. Was ich an meinem Essvorgang geändert hab: Ich esse zum Einen keine drei Äpfel mehr aufs Mal, sondern nur noch zwei und mache dann eine Pause. Außerdem esse ich zuvor ein kleines Stück Butterbrot oder eine

Ecke Käse. Was ist da anders? Der Apfel besteht unter Anderem aus Glukose (Zucker) und Fruktose (auch Zucker, nur eine andere Sorte). Glukose ist Zucker und den vertrage ich ja. Aber die Glukose kann ohne Hilfe vom Dünndarm absorbiert werden, die Fruktose hingegen braucht ein Hilfsmittel. Von diesem Hilfsmittel habe ich wohl etwas weniger als andere Leute, aber ich habe es. Mit der Butter oder dem Käse zuvor, verlangsame ich die Abgabe des Nahrungsbreis (mit der enthaltenen und bei mir problematischen Fruktose) vom Magen in den Darm und ich esse auch etwas weniger auf einmal. Damit überfordere ich den Dünndarm nicht und die Fruktose kann vollständiger absorbiert bzw. resorbiert werden. So kommt die Fruktose nicht mehr in den Dickdarm und kann dort auch nicht von den dort lebenden Bakterien gefressen werden. Die hatten sich wohl früher gefreut wie Harry und dabei auch noch Gase gebildet wie wild. Nun ist es sehr leise und Windstill geworden, auch wenn ich einen Apfel esse oder sogar zwei. Eine Lebensmittelunverträglichkeit gegen etwas bedeutet bei Weitem nicht, dass Du eine Allergie hast! Es bedeutet oft nur, dass Dir was von dem fehlt, was notwendig ist um es (das scheinbar unverträgliche) umzubauen (zu verstoffwechseln).

Dies ist meine persönliche Erfahrung und beruht nicht auf wissenschaftlichen Beweisen. Ich habe mir das so ausgedacht und es steht jedem frei, davon zu halten, was er oder sie will. Ich habe zwar nicht direkt etwas davon, aber ich finde es schön, wenn meine Erfahrung jemanden dazu anregt, seine Probleme neu zu überdenken.

Jojo-Effekt, ade!

Warum habe ich das Kapitel so genannt? Eigentlich müsste es lauten: "Krafttraining". Ganz einfach, ich will diese Lektüre an den Mann/die Frau bringen. Wenn ich nun von Krafttraining schreibe, schrecke ich viele ab. Das will ich nicht. Der Jo-Jo-Effekt, den ja jeder vom Hörensagen kennt, ist ein Problem. Ein riesiges! Wer nicht weiß, wie er zustande kommt, tappt gnadenlos in die Falle. Die Praxis zeigt, dass viele, ich meine etwa 90 % aller Abnehmwilligen ein bis zwei Jahre nach der Diät mehr wiegen als zuvor. Warum?

Des Rätsels Lösung liegt nicht in der fehlenden Willenskraft der Leute, sondern vielmehr im fehlenden Wissen. Wer abnimmt, der verliert auch Muskelmasse. Abnehmen heißt ja, dass Material aus den Zellen entfernt wird. Also geht da auch aus den Muskelzellen was raus. Wenn während einer Diät keine Kohlenhydrate zur Verfügung stehen, werden anstelle dessen Fett und Protein verbrannt. Das Fett soll ja auch verbrannt werden, aber das Protein ist ein wichtiger Baustein für unsere Muskeln. Die Muskeln kommen also in der Zeit des Abnehmens zu kurz und schwinden. Da die Abnehmerei auch mal ein Ende hat, essen wir wieder "normal". Wer es gewohnt ist, eher zum mehr essen zu tendieren hat nun die A-Karte gezogen. Warum? Na ja, die Muskeln hatten einen hohen Grundumsatz und brauchten auch im Ruhezustand einiges an Energie zur Aufrechterhaltung. Deutlich mehr als der Rest Fett, den wir noch so haben. Aus dem Gesamtgewicht berechnen wir wieder unseren Bedarf und essen demnach zu viel. Es sind ja viel weniger Muskeln da, die es verbrauchen. Unbemerkt essen wir wieder zu viel. Wir wollen auch etwas mehr essen, wen wundert's?

Machen wir vor oder nach dem Erreichen unseres Wunschgewichtes aber Muskeltraining, ja Mukkibude, so bauen wir Muskelmasse auf. Der daraus resultierende Mehrverbrauch erlaubt Dir danach FAST normales Essen. Fast, weil Du immer der Situation entsprechend essen musst. Denn eins muss Dir klar sein, Du hast durch die Diät deinen Körper gelehrt, wie er mit Knappheit umgehen muss. Dein Körper weiß nun ganz genau, wie er den Verbrauch drosseln kann. Schön wäre es, mein Auto könnte das auch so erlernen.
Vielleicht kennst Du die Sprüche: Ab und zu einen Schlemmertag einzulegen, ist hilfreich bei der Diät. Das ist wohl nicht ganz falsch und beruht auf der Theorie, dass Dein Körper dadurch nicht so schnell erlernt, bei Knappheit auf Sparflamme umzuschalten. Ich halte das allerdings für kritisch, weil viele da wohl glauben, dass es toll sei, es hin und wieder krachen zu lassen. Schnell wird daraus wieder eine Gewohnheit. Das ist in etwa so, wie wenn man einem trockenen Alkoholiker ab und zu mal ein Bierchen gibt, um sich nicht an die Sparflamme zu gewöhnen. So funktionieren wir nicht. Zumindest meiner Meinung nach nicht. Ich habe bei mir selbst die Erfahrung gemacht, dass ich oft genug irgendwo eingeladen bin und Lebensmittel verzehre, die wissentlich schlecht für mein Vorhaben sind. Es gibt auch so viele Gelegenheiten und Situationen, unter Anderem Weihnachten und Ostern, in denen ich über die Stränge schlage, da muss ich nicht noch extra Schlemmertage einrichten.

Es gilt also, Muskeln aufzubauen. Es muss sein! Ohne diese Maßnahme, kurz vor dem langfristigen Erfolg, wirst Du wieder auseinander gehen, schneller als Dir lieb sein kann. Leider kann ich Dir das auch schon jetzt versprechen. Warum? Weil ich davon überzeugt bin, dass es kaum Menschen gibt, die für den Rest ihres Lebens hungern wollen. Wenn nach der Rückkehr zu einer normalen Ernährung nicht genügend Muskelmasse zur Verfügung steht, um die in der Nahrung enthaltene Energie zu verbrennen, wird die überschüssige Energie wieder in Form von Fett eingelagert.

So richtige Fallen

Es gibt eben auch Dinge Im Supermarkt, die nicht das Ziel haben dich zu ernähren, sondern ganz klar das Ziel haben Dich anzufixen. Der Gesetzgeber verpflichtet deshalb die Hersteller von Lebensmitteln zur Kennzeichnung der Inhaltsstoffe. Die Lebensmittelinformationsverordnung LMIV regelt das. Das ist nachzulesen unter krankenkassenzentrale.de und bildet die Grundlage für eine optimale Tarnung der Verbraucher-Verarschung. Da ich ja nicht jeden Tag vor Gericht gerufen werden will und wohl weiß, wie mächtig die Lebensmittelindustrie ist, musst Du selber das Kleingedruckte lesen. Ich benenne hier nur die auffälligsten Kuriositäten.

Light!
Wenn ein Produkt z.B. 30 % weniger Zucker ODER Fett enthält, darf es sich Light nennen. Weniger als was? ... als ein Vergleichsprodukt! Ich stelle also ein Produkt her, mit viel zu viel Zucker und eines mit etwas weniger. Das kennzeichne ich als Light und hebe den Preis etwas an. Doch manchmal tun die Lebensmittelhersteller nicht einmal das. Vergleiche selber im Supermarkt und Du wirst sehen, Müsli Light und normal und haben gleich viel Energie, also Kalorien.

Reduzierter Zuckergehalt!
Da ist es erlaubt, dem Produkt anstelle des Zuckers nun Maltodextrin

beizufügen, weil dies etwas weniger süß schmeckt. Das Produkt hat aber genau gleich viel Kalorien.

Von Natur aus Fettarm!

Ja. Wenn das Produkt nur aus Zucker besteht und eh kein Fett drin ist, so stimmt das wohl.

Bei Zigaretten muss auf die Gesundheitsschädliche Wirkung mit Bildern aufmerksam gemacht werden. Bei den "Lebensmitteln" ist das nicht so.

Ich weise Dich hier auf ein paar dieser Tricksereien hin. Sollte ich deshalb mal verklagt werden, weiß ich das dann auch Medienträchtig zu nutzen. Das Versprechen gebe ich.

Aber nun noch ein paar typische Lebensmittel, die tricky sind...

Chips!

Warum werden die immer verzehrt, bis die Packung leer ist? "Komm mach weg, sonst esse ich die ganze Packung auf" ist oft zu hören. Der Geschmack ist eher herzhaft. Dein Hirn vermutet, dass da nun wohl Protein kommt, Fleisch oder so was. Es kommt aber nicht. Dein Ur-Hirn weiß aber, wenn's so riecht und schmeckt, dann brauch ich das. Drin sind nur Fett und Salz, Fett nicht nur das billigste und echt miese, es ist auch noch schädlich erhitzt und vom Salz ist viel zu viel drin.

Blaukraut im Glas!

Was hab ich das früher gegessen. Ich dachte immer, wenn ich unterwegs bin sei das eine Alternative zum Leberkäs` und hatte extra dafür eine Gabel mitgenommen. Ist ja Gemüse und deshalb gesund. Weit gefehlt, 12 bis 14 Würfelzucker sind die enthaltene Menge, mit der ich mich damals in die Breite getrieben habe. Ich bin heute noch stinksauer. Ich wusste es nicht!

Kaffekapseln!
Mittlerweile werden diese auch oft mit Zucker und schädlichem, gehärtetem Fett gestreckt und eine oder mehrere E-Nummern als Aroma beigemischt. Beim Kaffee geht's um Geld! Und Du glaubst, Du trinkst den ohne Zucker, dass ich nicht lache. Aber da kommt ja so schnell keiner drauf.

Kalbsleberwurst!

Da müssen laut Gesetz mindestens 15 % Kalbsleber drin sein. Glaubst du, es ist mehr? Bei "Leberwurst aus Kalbsfleisch" braucht gar keine Kalbsleber drin sein. Aber eben genau die Kalbsleber ist wirklich was Gesundes. Die gibt es aber nur beim Fleischer. Verpackung macht verdächtig.

Es gibt tausende solcher legalen Betrügereien. Generell ist bei abgepackten Lebensmitteln Vorsicht geboten. Kommen wir nun zu positiveren Dingen.

Gutes aus der Natur

In der Natur gibt es eine Vielzahl guter Lebensmittel. Einige davon kosten nichts und übertreffen viele kaufbare Produkte.

Löwenzahn!

Der wächst das ganze Jahr über und das fast überall. Irgendwo, wo der Nachbar nicht mit Hund Gassi geht, kann er bedenkenlos geerntet werden und liefert reichlich sehr brauchbare Inhaltsstoffe. Dies sind Bitterstoffe (diese sind, was kaum einer vermuten würde, für die Entsäuerung dessen, was den Magen verlässt, zuständig) und Kalium, Magnesium, Vitamine A, B, und C und er schmeckt außerdem im oder als Salat. Alles davon ist essbar, Wurzel, Blüte, Stängel und Blätter. Ich selber bevorzuge die Blätter und junge Blüten.

Brennnessel!

Unkraut? Weit gefehlt. Wer die Nährwerte der Brennnessel googelt, erkennt, dass die Liste an Vitaminen und Mineralstoffen mehrere Seiten füllen würde. Ich erkläre mal, wie die geerntet und zubereitet wird. Mit einem Handschuh pflücken, das Oberste ist am schönsten, das Untere ist der Wohnort für Schmetterlinge, also bitte nicht mit der Sense ernten. Dann wird sie gewaschen und anschließend wird mit dem Wellholz drüber gerollt. Danach brennt sie nicht mehr, weil die Härchen platt sind. Ich mach das nicht einmal, ich schneide sie mit zwei Messern gegeneinander klein und quetsche danach mit einem Löffel alles platt. Achtung! Die Brennnessel ist sehr kostbar, denn sie beinhaltet die Vitamine A, E und K. Sie sollte nicht lange an der Luft liegen, da sie sehr schnell oxidiert. Ich empfehle, sie nach dem Zerkleinern mit Salatöl zu benetzen.

Die Vitamine, die im Wort EDEKA vorkommen, sind nur mit Fett beziehungsweise Öl von unserem Körper transportierbar. Ich gieße also etwas Leinöl oder Olivenöl drüber und verrühre das. Somit ist die Brennessel eher als Salat-Zugabe brauchbar, als alleine. Ist aber hammer-gesund!

Spitzwegerich!

Wächst fast überall und ist Entzündungshemmend und soll außerdem bei Gicht wirken. Achtung Allergiker, wegen der Pollen. Mir schmeckt das Kraut und die Liste, bei welchen Erkrankungen er helfen soll, ist lang. Ich vermute mal, dass der Gehalt an Zink dabei eine Rolle spielt. Zink rechtzeitig vor Ausbruch einer Erkältung zu sich zu nehmen, wirkt ja auch Wunder. Das kann nützlich sein beim Training in den Wintermonaten im Freien.

Ingwer und Kurkuma!

Diese beiden Wurzeln wirken Wunder. Ich frage mich warum es Leute gibt, die Blutverdünner in der Apotheke kaufen und nicht einfach etwas Kurkuma essen. Ingwer wirkt hier ebenso, wenn auch nicht so stark. Dafür sind die Bitterstoffe des Ingwer gut für die Verdauung. Ingwer wirkt stoffwechselförderlich und hemmt das Hungergefühl. Manche Heilpraktiker behaupten, dass die Personen, die Bitterstoffe am nötigsten hätten, eben diese am wenigsten mögen. Warum ist das wohl so?

Genug vom Grünzeug, ich will damit nur zeigen, dass es durchaus sehr preisgünstige Lebensmittel gibt, dass es auch Medizin ohne Zuzahlung gibt und dass wir sicher mit dem Kräuter-Zeug besser leben und fitter sind als mit vielem aus der Apotheke. Diese hat ja auch Ihre Daseinsberechtigung, aber im klassischen Sinne handelt sie keine Lebensmittel, auch wenn ein Blick auf den Frühstückstisch vieler Leute den Anschein erweckt.

Kochen

Bei der Zubereitung von Lebensmitteln kann so einiges schief gehen. Wir kennen Begriffe wie "schonend garen" und verkochen. Fast immer ist es so, dass Lebensmittel beim Kochen Schaden nehmen. Von Fertigspeisen ist abzuraten, da die Industrie oft die Situation ausnutzt und alles daran setzt, uns mit verstecktem Zucker abhängig zu machen, aber auch weil diese Nahrung oft zu lange erhitzt wurde, um der Gefahr des Verderbens vorzubeugen oder versucht wird, dies mit Chemikalien zu verhindern. Ebenso wird viel mit Aromen und Farbstoffen hantiert. Wenn wir unser Essen selber zubereiten, können wir es positiv aber auch negativ beeinflussen. Vor allem sehr hohe Temperaturen schaden am meisten, da fallen die Bratpfanne und der Backofen sehr negativ ins Gewicht. Fette, insbesondere die gesunden Omega-3 Fettsäuren, sind nicht Hitzebeständig!

Da ich kein Meister der guten Küche bin, habe ich vor allem Tipps dafür, wenn's mal schnell gehen muss oder für Unterwegs.

Thunfisch in der Dose, Kohlrabi roh, Möhren roh, Apfel roh, viele Käsesorten...

Warum ist Rohkost so wichtig?

Die Karotte ist ein gutes Beispiel, aber die Kartoffel und vieles Andere sind ähnlich. Wenn Du eine Karotte lange kochst, wird diese süß und süßer. Woran liegt das? Die in der Karotte vorhandene Stärke ist eine mehrfache chemische Verbindung von Zuckermolekülen. Stärke wird zum Beispiel aus Kartoffeln, Mais und Weizen gewonnen. Die Stärke wird durch den Prozess der "Verzuckerung" in Maltose, Glukose oder Dextrose umgebaut, auch wenn das nun chemisch nicht ganz exakt so ist, so sind diese Bezeichnungen praktisch nur Abwandlungen von Zucker. Was die Industrie bei der Verarbeitung der Lebensmittel macht, ist teilweise auch eine Aufspaltung der langen Molekülketten in die einzelnen Zuckerarten. Beim Kochen tun wir das auch ein bisschen und es wird immer süßer.

Diese Aufspaltung hat über Millionen von Jahren unser Körper selbst machen müssen. Nun nehmen wir ihm diese Arbeit durch das Kochen teilweise ab. Der gespaltete einfache Zucker ist letztendlich genau das Produkt, das ungehindert durch die Darmwand ins Blut wandert. Der Zuckerspiegel steigt also schneller an, als wenn unser Körper das mit der Aufspaltung noch zu tun hätte. Infolgedessen steigt auch der Insulinspiegel schneller an. Schnelle Prozesse sind schwerer zu regulieren, als langsame. Damit hat unser Körper ein Problem, das er erst seit wenigen Jahren kennt. Wer hat heute die Zeit zu warten, bis sich unser Körper mit der Evolution daran gewöhnt hat, diesen scheinbaren Vorteil, die Zucker nicht selbst in ihre Einzelteile zerlegen zu müssen, zu nutzen? Die Nachteile sind bekannt. Der Ausweg aus dieser Situation ist der Verzehr von Rohkost.

Ganz abgesehen davon, finden bei hohen Temperaturen auch andere chemische Reaktionen statt. Die dadurch veränderten Lebensmittel wird unser Körper wohl erst in ein paar Millionen Jahren kennen. Und so lange fehlen uns Stoffe, die wir brauchen.

Die "Abkocherei" hat nur den Vorteil, dass damit Bakterien getötet werden, die uns schädlich erscheinen und es vielleicht auch sind. Es werden aber auch gute Bakterien getötet und ebenso vieles verändert oder schon vorverdaut.

Mehr kauen führt auch schon dazu, viele solche Stärkehaltigen Lebensmittel zu verzuckern. Probiere es einmal aus, Du wirst überrascht sein.

Es kann hin und wieder schon gut sein, zum Beispiel eine Kartoffel zu Kochen, bis wir den Rest der Verdauung überlassen können. Aber der Prozess der Verdauung sollte uns nicht komplett genommen werden.
Deshalb "schonend" garen und nicht kaputt kochen! Ab und zu auch mal etwas rohes, z.B. ein paar Schnitten von Kohlrabi oder Karotte in die Vesperdose, und schon lebst Du gesünder und nun kannst Du dir auch vorstellen warum. Eben an der Stärke liegt es zum großen Teil. Dies betrifft vor allem Gemüse, welches unter der Erde wächst.

Du bist Sportler(in)?

Es gibt Sportler, die hin und wieder aktiv sind, es gibt aber auch die Leistungssportler. Komischerweise treffe ich im Sportstudio oder in Social Media im Internet mehr auf die Supersportler, die sich für das Thema "Essen" interessieren, als auf Fettleibige, die sich wohl eher damit auseinandersetzen sollten.

Deshalb will ich diesem Personenkreis ebenso ein paar Dinge mit auf den Weg geben, die zu beachten sind. Großteils ist dieses Kapitel auch für fettleibige sehr interessant.

Etwas Fett ist wichtig

Die Natur hat uns das Fett nicht nur als Depot gegeben, Fett hat auch weitere Funktionen. In den Gelenken sind Teile davon auch zur Schmierung vorhanden. Keiner von uns würde an seinem Auto das Öl ablassen, wenn er hohe Drehzahlen fährt, auch nicht wenn er dadurch Gewicht verliert und das Auto schneller werden würde. Klar doch, es würde den Zustand nicht lange überstehen.

Fett kann auch ein Schutzpolster sein, ein Airbag für wichtige Organe wie Hirn oder Leber. Was nützt es beim Downhill-Biken, wenn das bisschen Restgewicht weg ist und die Steuerung (Hirn) ständig an allen Seiten anschlägt?

Fett transportiert Stoffe wie Hormone und Vitamine und leitet den elektrischen Strom nicht so gut wie Muskeln. Verhindert es als Isolator etwa einen Kurzschluss?

Körperfettanteil

Wie viel ist denn normal? Männer und Frauen liegen hier weit auseinander, wobei die Grenzen im Leistungssport immer enger werden. 10-15 % Körperfett bei normalen Männern wird grob als Idealwert angesehen, bei Frauen sind es ca. 10 % mehr. Leistungssportler liegen oft deutlich darunter und bei Frauen kann es bei deutlich zu niedrigem Körperfettanteil sogar vorkommen, dass die Regel ausbleibt weil sie so gar nicht mehr fruchtbar sind. Ist die Speisekammer für den Säugling leer, sagt die Natur: „Wozu soll ich das denn auf mich nehmen, das Baby hat ja eh keine Chance".
Nun geht es in Richtung Wettkampf und das Gewicht muss passen. Jetzt ans Fett zu denken, ist vielleicht zu spät und was schnelleres muss her.

Achtung! Solltest Du eine Sportart ausüben, bei der Du die niedrigere Gewichtsklasse mal schnell mit „Gewicht machen" erreichen willst und im Internet zu lesen findest "Schwitzen, Wasser raus, ..." und solche Dinge, so lass dir gesagt sein, dass Dein Körper schon bei nur 10 % Flüssigkeitsverlust ein Problem in der Steuerung bekommt! Sehstörungen, Ohnmacht und weit schlimmeres mit der Folge von bleibenden Schäden kann der Fall sein. Ich rate dringend davon ab. Ich meine damit nicht, dass Du fünf Minuten vor dem Wiegen was trinken sollst, aber Flüssigkeitsverlust ist etwa ab zwei Litern auf einmal nicht mehr gesund. Du erinnerst dich an meine Prioritäten? Wenn die Gesundheit ruiniert ist, läufst Du gar keinen Marathon mehr!

Eine andere Methode, das Gewicht zu reduzieren, was ich nachvollziehen kann, ist eine Darmentleerung. Zum Einen ist es ja saudoof, im Wettkampf zu müssen, zum Anderen kann der Darm auch mal 'ne Zeit lang leer sein. Der Inhalt wiegt, je nach dem, 0,5 bis 2 kg. Dieser Tipp gilt übrigens auch für Sportarten ohne Gewichtsklasse. Beim Radsport sind 2 kg in der Steigung echt viel.

Also, wie machen wir das?

Nachdem wir klargestellt haben, das nicht bei Jugendlichen zu tun, sondern nur bei uns selbst und, zu meiner Absicherung, wenn Du das mit Deinem Dok besprochen hast, ... Die Menschen sind, wieder mal, nicht alle gleich. Beim Einen reicht es aus, etwas zu viel kalten Most zu trinken, der Andere reagiert auf Sauerkrautsaft und die Leute, die so was googeln, finden den Tipp, Magnesium in hoher Dosis (1800 mg) zu sich zu nehmen, was wenigstens die Krampfanfälligkeit reduziert, auch wenn das bei mir selbst kaum wirkt.

Egal wie, Du musst selber ausprobieren, was bei dir wirkt, um den Stuhlgang deutlich VOR dem Wettkampf einzuleiten.

Nun gibt es auch noch Sportler, die um schnell Gewicht zu verlieren, Diät machen. Toll! Aber bitte nicht in den drei Tagen vor dem Wettkampf. Aus dem Kapitel „Mathematik" weißt Du, dass 1 kg Fett 7000 kcal hat. Würdest Du in den Tagen vor dem Wettkampf mehr als 500 kcal weniger als notwendig zu Dir nehmen, so würdest Du damit die Glykogenspeicher der Muskeln entleeren. Die brauchen zum Befüllen ein bis zwei Tage. Die Einsparung von 500 kcal würde bedeuten, Du verlierst am Tag 71 Gramm Gewicht. Leere Glykogenspeicher reduzieren die Leistung um bis zu 30 %. Da putzt Du dir mal besser die Nase und die Fingernägel!

Du merkst es oder weißt es schon, Gewicht kurz vor dem Wettkampf zu reduzieren, ist mit Rücksicht auf die Gesundheit und den Erhalt der Power vielleicht bis zu 1-2 kg möglich, durch geschicktes Kombinieren von Stuhlgang-Einleiten und kurz vor dem Wiegen nichts trinken.

Trinken

Warum das Trinken so wichtig ist, will ich an dieser Stelle etwas näher beschreiben. Fast jeder kennt den Spruch: „Drei Liter am Tag". Dennoch wissen die wenigsten, wozu denn der Körper Wasser braucht. Vorweg sei gesagt, dass es mit den drei Litern mal gar nicht so verkehrt ist. Wir nehmen etwas Flüssigkeit mit der festen Nahrung zu uns, das sind in etwa 0,75 Liter. 1,5 bis 2 Liter sollten wir mindestens trinken. Klar, dass die Menge von der Körpergröße und z.B. von der Umgebungstemperatur abhängt? Und es gibt noch eine Wasser-Quelle, welche wohl? Woran kaum jemand denkt, ist der Stoffwechsel. Bei der Verbrennung von Kohlenhydraten atmen wir CO_2 aus. Der Kohlenstoff wird mit dem Sauerstoff aus der Luft verbunden. Das verbleibende Wort „Hydrat" verrät es schon. Ja, es entsteht dabei Wasser. Dieses Wasser ist übrigens noch nicht gesättigt und kann viel mehr leisten als jedes Wasser, das wir trinken. Aber wozu ist denn das Wasser gut? Wer sich diese Liste mal anschaut, kann sich eventuell schon einige körperliche Beschwerden selbst erklären.

- Lösungsmittel für die festen Bestandteile in der Nahrung

- Transportmittel für Vitamine und Mineralstoffe

- Aufrechterhaltung des Zelldrucks / der Gewebefestigkeit

- Elastizität der Knorpel, Meniskus und Bandschieben

- Regulation der Körpertemperatur

- Wasser-Moleküle sind am Stoffwechsel beteiligt

Unter Umständen brauchen wir mal etwas mehr Wasser, das kann sein, wenn…

… wir schwitzen, bei Hitze oder Sport.

… Medikamente ausgeschieden werden müssen.

… wir dem nach was essen.

Sicher gibt es noch viele Gründe, ich möchte aber hier auf zwei sehr wichtige Dinge eingehen. Zum Einen ist das der enorme Energiebedarf, der bei der Verdunstung von Wasser anfällt. Bereits ein Liter Wasser, welches auf unserer Haut in Form von Schweiß verdunstet, benötigt zwischen 500 und 600 kcal. Das ist beim Abnehmen ein erheblicher Faktor. Zum Anderen ist es so, dass bei der Verbrennung von Proteinen relativ viel Harnstoff gebildet wird. Wenn wir keine Kohlenhydrate im Blut haben und der Körper etwas anderes Verbrennen muss, so macht der sich ja nun auch an das Fett aber halt auch an die Proteine. Nun entsteht bei der Proteinverbrennung viel Harnstoff, welcher über die Nieren ausgeschieden werden muss. Der Verzehr von vielen Proteinen, der mittlerweile bei fast jeder Diät empfohlen wird, belastet auch deshalb die Nieren. Also ist in solch einem Fall die Zufuhr von viel Wasser auch extrem wichtig. Wann ist dies denn der Fall? Ein Sportler soll mehr Proteine zu sich nehmen und wird auch mehr davon verbrennen. Jemand der abnehmen will, soll mehr Anteile Proteine zu sich nehmen und wird auch mehr davon verbrennen. Das sind mal die zwei Fälle die mir sofort in den Kopf kommen.

Trinken im Sport

Was im Leistungssport gezielt über das Trinken reguliert wird, ist auch für die Diät von Bedeutung. Klar ist, dass wir im LEISTUNGS-Sport nicht auf die Fettreserven zurückgreifen wollen. Aber warum nicht? Diese sind nicht schnell genug zu mobilisieren und brauchen außerdem viel zu viel Sauerstoff für die Verbrennung. Die schnellen Kohlenhydrate müssen also her!? Ja und nein! Du kannst ja z.B. beim Radsport nicht jede Minute trinken, das kostet Zeit. Du brauchst also gleichzeitig schnelle und langsame Kohlenhydrate. Die Versorgung muss möglichst konstant bleiben. Die Mischung macht's. Isoton sollte es auch noch sein. Warum?

Es ist so, dass der Körper, wenn er zu wenig Kohlenhydrate hat, auch zu wenig Brennstoff hat und deshalb die Leistung einbricht. Bei zu viel Kohlenhydraten aber wird er damit beschäftigt sein, diese zu speichern, was auch Energie und somit Kraft kostet.

Was ist isoton und was kommt in das isotone Getränk denn nun rein?
Isoton bedeutet so etwas wie gleicher Druck. Damit ist gemeint, dass weder zu wenig, noch zu viel Stoffe in dem Getränk gelöst sind, um Optimal zu versorgen und nicht zu belasten.

Wie viel Stoffe nun in Dein persönliches Getränk kommen, variiert ein bisschen und kommt auch darauf an, wie viel und wie oft Du das Getränk zu Dir nimmst. Eine grobe Richtlinie kann sein, alle 15-20 Minuten 150-250 ml aufzunehmen. Darin sollten dann drei Dinge enthalten sein: Fruchtsaft, Salz und Wasser. Beispielsweise

Orangensaft mit einer Messerspitze Salz und stilles Wasser. Je nach Belastungsdauer kann das Verhältnis etwas variieren. Den Orangensaft wegen des relativ niedrigen glykämischen Index in etwa 1:1 mit dem stillen Wasser mischen oder bei Apfelsaft in etwa 1 Teil Apfelsaft zu 2 Teile Wasser. Bitte das Salz nicht vergessen und wer kann sollte das abwiegen. 1,5 g pro Liter gelten als Richtwert. Wer nur eine Briefwaage zur Verfügung hat, kann ja 15 g abwiegen und zehn gleiche Häufchen machen.

Du musst es selbst ausprobieren, es kommt auf die Dauer der Belastung an. Grob gesagt: Bis zu einer Stunde Belastung 30 g Kohlenhydrate pro Stunde. Bis zu zwei Stunden ungefähr 60 g und ab da ist es eher Ansichtssache, wie viel man zu sich nimmt. Viel mehr kann der Körper dann nicht mehr aufnehmen und es kommt eher zur Belastung als zur Hilfe. Vor allem, wenn Du dann noch Maltodextrin dazu gibst, worüber im Netz viel diskutiert wird.

Wenn Du das weiter optimieren willst, empfehle ich dir, mal im Netz 'ne Tabelle der glykämischen Indexe zu suchen oder das Büchlein „Logi-Guide", was so um die zehn Euro kostet. Da sind 500 Lebensmittel drin aufgelistet, die dich sicherlich auch sonst interessieren. Mit dieser Tabelle suchst Du dir unterschiedliche Säfte und kombinierst diese, dann hast Du schnellere und langsamere Zuckerarten in deinem isotonischen Getränk. Dazu musst Du aber immer die selbe Menge an Kohlenhydraten raus rechnen, nur dann kannst Du nach dem GI gehen. Mehr darüber erfährst Du in dem Büchlein.

Zusammenfassend bleibt zu sagen:

Nimm im Training eher zu wenig Kohlenhydrate zu dir (sonst nimmst Du zu). Aber die Mischung für den Wettkampf sollte vorher auch geübt werden. Nicht zu viel Salz, nicht zu wenig, das ist sehr wichtig, ca. 1,5 g pro Liter Getränk. Das Wasser sollte nicht zu kalt sein. Mindestens 15 Grad! Sonst bleibt der Mix im Magen, bis er warm ist, das dauert zu lange.

Und egal was Du liest über isotonisches, alkoholfreies Bier, vergiss es, Finger weg. Zum Einen hat es doch noch Alkohol drin, zum Anderen sind die Inhaltsstoffe nicht fürs Training optimiert, sondern für die Brauerei.

Trinken bei der Gewichtsregulation

Den größten Unterschied zwischen dem Trinken im Sport und beim Abnehmen ist das Ziel, das wir damit verfolgen. Beim Sport wollen wir den Zuckerspiegel möglichst konstant halten, das ist der beste Treibstoff. Beim Abnehmen wollen wir den Zuckerspiegel auf nahezu Null reduzieren, damit unser Körper dazu gezwungen wird, Fett zu verbrennen. Also Trinken wir nun absichtlich viel Wasser ohne jegliche Energie. Das sind dann Wasser, Mineralwasser, Tee und fast nichts anderes.

Ich habe die Vorteile schon an anderer Stelle beschrieben, doch möchte ich hier noch einmal darauf hinweisen. Die Verdunstung von Wasser braucht viel Energie. Das Aufheizen kalter Nahrung braucht auch viel Energie (aufpassen, nicht zu kalt). Wenn der Zustand eines niedrigen Blutzuckerspiegels über einen möglichst langen Zeitraum gehalten wird, steigt die Empfindlichkeit der Zellen gegenüber Insulin, was gut bei Diabetes ist, die Fettverbrennung fördert und die Sättigung beim Essen begünstigt.

Flüssigkeit und Darminhalt

Beim Sport und im Wettkampf spielt der Darminhalt eine große Rolle. Beim Training wollen wir den Darm ja nicht leer haben, zumindest nicht so gezielt. Wir wollen in der Zeit des Trainings eine optimale Darmflora, um unsere Muskeln durch optimalen Stoffwechsel optimal zu versorgen. Der Darm ist ein immens wichtiges Organ, das zu pflegen ist. Wir sollten Ballaststoffreich essen! Ja, richtig gelesen! Das, was im Wettkampf weg soll, brauchen wir im Training. Nicht etwa wegen des Gewichts, sondern wegen der Passagezeit der Nahrung durch den Darm und damit wir den auch punktgenau entleeren können. Ist der Darm nur mit Schleim gefüllt, funktioniert er weniger zuverlässig. Der Darm ist von Muskeln umgeben, welche den Inhalt in Richtung Exit drücken. Die Muskelkontraktionen werden nicht vom Hirn gesteuert, sondern sind ein Reflex auf den Druck von innen. Das Volumen im Inneren ist der Auslöser für den Transport der Nahrung in Richtung Pforte. Essen wir nun Ballaststoffreich, so wird dieser Ballaststoff quellen. Also entweder vor dem Verzehr mit Flüssigkeit etwas ziehen lassen, oder noch etwas Flüssigkeit im Darm zusetzen, was aber sehr unangenehm sein kann. Im Internet liest man immer wieder von "Astronautennahrung". Da soll alles Wichtige drin sein, nur nichts, was wiegt oder Platz braucht und sie soll somit optimal sein, um den Wettkampf zu bestehen. Was ich davon halte?

Das muss jeder selber wissen. Ich schätze das nicht als gefährlich ein, doch dazu befrag Deinen Dok. Eins kann ich aber klar sagen: Mir ist es wichtig, vor dem Wettkampf richtig zu trainieren, mich optimal zu ernähren, einen gesunden Körper zu haben und vor Allem, keine Angst zu haben durch solchen Firlefanz wie zu wenig Ballaststoffe oder zu wenig Flüssigkeit an die Grenze der Schädigung meines Körpers zu kommen. Und dafür gibt es für mich auch 'ne ganz klare Begründung: Wer solch wichtige Wettkämpfe bestreitet, hat mehr als einen Wettkampf im Leben und will diese alle gewinnen. Hat die Saison 15 Kämpfe, fehlt die Zeit dazwischen, um den Körper zu regenerieren - und die Schädigung, die heute 20 Sekunden bringt, kostet in drei Wochen den Sieg oder zumindest deutlich mehr als 20 Sekunden. Will ich dann noch mehr schädigen?

Will ich dann noch mehr riskieren?

Langfristig denken

Im Leistungssport solltest Du bezüglich der Ernährung langfristig denken. Die Methoden der Gewichtsreduzierung in letzter Minute sind eine Gratwanderung. Etwas zu viel oder zu wenig und Du hast verloren. Etwas zu früh oder zu spät und der Vorteil ist ebenso schnell dahin. Es reicht schon, wenn der Start des Wettbewerbs wegen des Wetters verschoben wird oder der Notarzt jemanden versorgen muss, der dehydriert, aufgrund von so einem Mist am Boden liegt. Reduziere dein Gewicht rechtzeitig. Das bedeutet Monate zuvor! Schneller geht es nicht.

In Anbetracht dessen, dass Du auch mehrere Wettkämpfe im Jahr hast, musst Du langfristiger denken und das ganze Jahr über brauchst Du dazu einen guten Stoffwechsel. Die Leber versorgt das Gehirn und dabei ist die Suppe in deinem Körper sehr entscheidend. Wenn da was nicht stimmt, ganz besonders, wenn Du immer zu knapp mit irgendetwas versorgt bist, so wirkt sich das sehr schnell und sehr oft auch auf deine Psyche aus. Die mentale Stärke, das brauche ich wohl nicht zu erklären, ist im Wettkampf wesentlich am Sieg beteiligt. Und ob man es glauben mag oder nicht, es ist wissenschaftlich mehrfach erwiesen, dass der Stoffwechsel dafür eine wesentliche Rolle spielt.

Du willst dennoch abnehmen und hast kaum Fett auf den Rippen? Und das soll noch im Einklang mit deiner Gesundheit stehen? Das ist eine Herausforderung. In dem Fall hast Du wahrscheinlich zu viel Muskeln und diese an einer Stelle, wo Du sie im Wettkampf gar nicht brauchst. Soll vorkommen, hat wenig mit Ernährung zu tun, sondern gerade noch so mit Gewichtsregulation, darum hier ein kleiner Absatz zu dem Thema: Mit den Muskeln ist in Deinem Körper auch anderes gewachsen, wie das Herz und so Zeugs. Ein Trainingsstop wäre also fatal. Die Muskelgruppe braucht ebenso Zeit sich zurück zu bilden, wie sie gebraucht hat, um zu wachsen. Daher ab jetzt keine Maximalbelastung mehr, dafür viele Wiederholungen und keine "Shakes" mehr nach dem Training.

Solltest Du immer noch Fett abbauen wollen und bist schon an der Unterkante zum Untergewicht, so musst du genauer rechnen und die Kohlenhydrat-Zufuhr stark reduzieren und unbedingt genügend Proteine, am besten in einem guten Mix, zu Dir nehmen. Dein Urin wird sich färben und riechen, denn wenn keine Kohlenhydrate zugeführt werden und kaum Fett zu verbrennen da ist, geht es an die Proteine, und zwar mehr als üblich. Diese werden nicht so "sauber" verbrannt und was da übrig bleibt, wird über die Nieren ausgeschieden und das kannst du sehen und riechen. Es ist so etwas wie AdBlue, nur gelblicher. In dem Fall musst Du unbedingt genügend trinken, Wasser versteht sich. Ab einer gewissen Grenze musst Du einen Dok hinzuziehen, der deine Blutwerte beobachtet, denn kurz nach Überschreiten der Grenze, die Du nur schätzen kannst, wird es ungesund. Etwas Fett braucht der Körper, wie ich schon weiter vorne beschrieben habe. Aber, alle Achtung: Das Problem hat nicht jeder!

Rauchen

Ja es gibt sie, die Raucher.

Dass das Rauchen ungesund ist, steht wohl außer Frage. Dennoch ist zu überlegen, ob es sinnvoll ist, zur gleichen Zeit abzunehmen und das Rauchen aufzuhören oder ob es nicht sinnvoller ist, erst das Eine zu ändern und nach einer Phase der Stabilisierung des neuen Zustandes, dann das andere Problem anzugehen.

Mit dem Rauchen aufzuhören, ist mit ca. 4 kg Gewichtszunahme verbunden. Das ist ein Durchschnittswert, der oft zu lesen ist, was daran stimmt und wie weit die Spanne ist, entzieht sich meiner Kenntnis.

Rauchen ist jedenfalls eine Sucht. Eine Stoffwechselstörung, z.B. in Form von Adipositas, ist eine Krankheit. Deshalb beide Dinge bitte nicht verwechseln. Der Raucher muss erst noch Krank werden. Der Adipositas-Mensch ist es schon.

Der Raucher hört in aller Regel nach dem ersten Herzinfarkt auf zu Rauchen, einige auch schon etwas früher. Der Adipositas-Kranke sollte spätestens den Bluthochdruck oder die Diabetes oder die Cholesterinwerte oder die Warnungen vom Hausarzt zum Anlass nehmen, um etwas zu verändern.

Die Statistik zeigt ganz klar, mit dem Rauchen aufzuhören ist einfacher, als 10 kg Gewichtsreduktion über ein paar Jahre zu halten.

So wie es Raucherpflaster zum Entwöhnen gibt, so gibt es auch allerlei Suppen zum Abnehmen in den Supermärkten und Apotheken. Ich weiß nicht, wie es bei den Pflastern der Raucher ist, aber bei der Ernährung empfehle ich den natürlichen Weg. Die Natur kennt genügend Medizin. Wir tendieren nur aufgrund einer komischen Erziehung dazu, der Pharmaindustrie mehr zu vertrauen, als der Natur. Und die wirkungsvollsten Medikamente gewinnt die Industrie dennoch oft aus Pflanzen, Wurzeln und Mineralien.

Kaffee

Kurz gesagt gibt es wohl keine Studien, die belegen können, dass Kaffee schädlich ist. Zumindest nicht, wenn er "normal" (0,5 Liter pro Tag) konsumiert wird. Koffein ist Stoffwechselförderlich. Es ist wohl so, dass der Kaffee richtig zubereitet weniger kritisch zu betrachten ist als falsch zubereitet. Die italienische Art (mit Dampfdruck) ist wohl die beste. Details gibt es in der Werbung und im Netz viele. Ich möchte aber auf etwas hinweisen, was total mies sein kann. Und zwar kommen zum Einen wohl vermehrt Anbieter von Kaffeekapseln auf die Idee, den enthaltenen Kaffee zu strecken und selbst bei dem Tropfen Milch zu sparen und statt dessen Verdickungsmittel einzusetzen. Fragwürdig sind ja auch schon die Verpackungsmaterialien Aluminium, Ethylen-Vinylkohol-Copolymer, Silikon und andere, in denen die Inhaltsstoffe relativ großflächig im Verhältnis zur Menge in Kontakt stehen. Mahlzeit!

Dass die Kuchen und Plätzchen zum Kaffee nicht das gelbe vom Ei sind, brauche ich wohl hier nicht näher erläutern. Die Kaffeesahne lasse ich noch zur Diskussion, über den Zucker möchte ich hier aber nicht noch schreiben müssen.

Nebenbei sei bemerkt, dass es auch Kaffee-Arten gibt, die nicht aus Kaffee, sondern aus Zichorien (Getreide) oder aus Lupinen (Bohnen) gewonnen werden. Da ich selbst ungewöhnlich viel Kaffee trinke, greife ich ab und zu auf solche Arten zurück, wobei ich darauf achte, keine Sorte zu konsumieren, deren Hersteller anderen Menschen mit Durst das Wasser abgraben.

Der Magen und das Sodbrennen

Nach den Abschnitten Kaffee und Rauchen und in der Nähe des Abschnittes Zucker kann ich das Thema Sodbrennen nicht weglassen. Warum wohl? Ja, diese drei Dinge (und Alkohol) sind hauptverantwortlich für Sodbrennen. Stress scheint hier auch ein Faktor zu sein. Ob der Stress aber das Rauchen oder den Kaffeekonsum oder die Nervennahrung Zucker beflügelt und dadurch die Magensäure tobt, sei mal dahin gestellt.

Auf jeden Fall ist das nicht nur ein Thema bei schlechtem Atem, sondern auch, und das weiß fast niemand, ein Thema der Darmgesundheit und somit wieder der Verdauung und des Stoffwechsels.

Jeder Mageninhalt, der in den Darm entweicht, beinhaltet noch etwas Magensäure. Diese Säure würde den Magen zerstören, wenn dieser sich nicht an der Magenwand gegen diese wehren würde. Der Darm, der nun aber durch seine Wand die Nahrung aufnehmen soll, der kann sich an dieser Stelle nicht schützen. Die noch vorhandene Magensäure würde den Darm zerstören, verdauen um es richtig zu benennen. Der Darm muss vor diesen Resten der Säure geschützt werden. Genau in diesen ersten paar Zentimetern des Dünndarmes muss die Säure aus dem Magen neutralisiert werden. Des weiteren müssen hier nahezu alle Chemikalien zusammen gemischt werden, um die Nahrung für die Aufnahme im Darm vorzubereiten. Dieser Bereich heißt Zwölffingerdarm, nicht weil der zwölf Finger hat, sondern weil der Bereich in etwa so lang ist wie zwölf Finger breit sind. Auf jeden Fall funktioniert dieser Zwölffingerdarm viel besser, wenn wir reichlich Bitterstoffe zu uns nehmen. Bittere Nahrungsmittel versucht die Industrie von uns fern zu halten, weil wir eben lieber süßes kaufen als bitteres. Selbst Züchtungen von Obst und Gemüse gehen in die Richtung von weniger bitter schmeckenden zu mehr süß schmeckenden Sorten. Kein Wunder, dass wir davon zu wenig haben. Bitterstoffe finden Sich z.B. in Löwenzahn und Ingwer sowie in vielen „Unkräutern".

Thermogenese

Eine Kalorie ist definiert durch die Energie, die benötigt wird, um ein Gramm Wasser um ein Grad zu erwärmen. Eine sogenannte Wärmeeinheit. Wenn wir nun einen Liter 10 Grad kaltes Wasser trinken und dies von unserem Körper auf die Temperatur von 37 Grad erwärmt wird, so benötigt dieser dazu 1000 * 1 g * (37° - 10°) = 27000 cal = 27 kcal (k = Kilo = 1000)

Wessen Magen das nicht verträgt, der sollte es bleiben lassen. Bei 15 Grad sind es auch noch 22 kcal, bei zwei Litern das Doppelte und drei Liter sind bei etwas Sport eh ganz sinnvoll. Auch Tee kann man abkühlen lassen.

Kalt Duschen regt nicht nur den Stoffwechsel an, weil dadurch die Verbrennung aktiv werden muss, einige warm-kalt-Wechsel tun auch dem Bindegewebe und den Venen ganz gut.

Es gibt auch Lebensmittel, die förderlich sind. Hast Du es schon einmal bemerkt, dass Dir beim Essen von scharfen Sachen warm wurde? Auch hier bitte auf den Magen achten und nicht übertreiben. Auch Knoblauch und Zimt helfen, die Heizung zu befeuern. Fische, die sich in kälteren Regionen aufhalten, enthalten mehr Omega-3-Öle als andere. Das Omega-3-Öl ist dünnflüssiger und somit bleibt ihre Beweglichkeit erhalten, auch wenn es kalt wird. Ich vermute auch, dass Du weniger frieren wirst, wenn das Verhältnis von Omega-6 zu Omega-3 stimmt. Siehe im Kapitel über gute und schlechte Fette.

Wer viel Speck auf der Haut hat, der hat so etwas wie einen Pullover extra. Dadurch wird weniger Wärme an die Umgebung abgegeben, was denkbar schlecht ist. Es ist aber etwas Gutes, wenn wir bedenken, dass Du nach einer Diät und Entbehrung wieder etwas mehr essen willst. Du hast danach den Pullover nicht mehr an. Bedenke aber bitte, dass ein dünner Pullover immer noch viel besser wirkt als gar keiner und dass ein dünner Pullover nicht viel schlechter ist, als ein sehr dicker. Denn der Dicke hat ja auch mehr Oberfläche, um die Wärme abzugeben.

Als ich von meinen ca. 90 kg auf ca. 80 kg runter war und nach einem langen Arbeitstag ohne Nahrungszufuhr (außer Wasser), an einem Sommerabend mit Freunden draußen saß, hat mir einer der Freunde ohne Aufforderung seine Jacke angeboten. Warum? Mir war es anzusehen. Aber warum, ich war ja noch nie so einer, der schnell friert. Da durch die lange Essenspause meine Kohlenhydrate aufgebraucht waren und ich ja den besagten Pullover nicht mehr an hatte, sank meine Körpertemperatur und es musste ja nun Fett zur Verbrennung herhalten, um die notwendigen 37 Grad Körpertemperatur zu halten. Trotz noch genügend Fettvorrat, hat das anscheinend nicht funktioniert. Zur Fettverbrennung wird relativ viel Sauerstoff benötigt und meine Atmung war nicht aktiver als sonst, weil ich mich auch nicht angestrengt hatte und mein Stoffwechsel, bei dem Wärme als so etwas wie ein Abfallprodukt entsteht, war im Keller. Alle Kälte nutzt wohl wenig zur Fettverbrennung, wenn wir uns nicht bewegen. Deshalb neigen wir wohl auch von Natur aus dazu, etwas herum zu trampeln, wenn wir im Winter draußen stehen und frieren.

Faulheit durch Bewegung ersetzen

Es steckt in unserer Natur, faul zu sein. Nicht jeder Einkauf muss mit dem Auto erledigt werden, ein Fahrrad mit Korb erfüllt oft auch seinen Zweck und ist sicher auch manchmal einfacher. Jede Etage, die wir in einem Fahrstuhl zurück legen, ist eine verlorene Chance für unsere Gesundheit. Ich meine nun auch ganz und gar nicht, öfters die Treppe zu nehmen, sondern ich meine immer! Soll ich etwa z.B. bei der Arbeit, wenn eine wichtige Präsentation ansteht, vorher noch ins Schwitzen kommen? Nicht nur, dass dies bald gar nicht mehr passiert, Du hast sofort einen riesigen Vorteil, wenn Du die Treppe nimmst. Du hast mehr Sauerstoff im Blut, wodurch dein Hirn besser versorgt wird. Gerade wenn es darauf ankommt, ist es außerdem wichtig, die richtigen Hormone im Blut zu haben, nicht jene, die nachdenklich oder gar ängstlich machen, ganz und gar nicht, besser ist es nun von denen zu haben, die stimulierend wirken und die viel mehr unter Bewegung entstehen.

Nahezu jedes Erfolgsseminar predigt von Bewegung vor der Situation, in der es darauf ankommt. Warum wohl? Nun ist auch Bewegung wünschenswert, wenn es nicht darauf ankommt. Bewegung, die uns in der Atmung verstärkt ist besonders gut, denn so kommt mehr Sauerstoff in unseren Kreislauf.

Ja, besser ein Pedelec, als gar kein Fahrrad. Wer sich so eins zulegt, um in die Arbeit zu kommen, macht sicher einen wichtigen Schritt in Richtung Gesundheit.

Heute können wir, mal rein rechnerisch, unter Mindestlohn innerhalb von 10-20 Minuten so viel Geld verdienen, wie wir im Discounter benötigen, um uns einen Tag lang ungesund zu ernähren. Früher, in der Natur, als unsere Gene entstanden, musste der Mensch den ganzen Tag für seine Sättigung aktiv in Bewegung sein. Wer sich in unserer Wohlstandsgesellschaft den Verlockungen hin gibt, empfindet diese zwar im ersten Moment als positiv, aber ab dem Erreichen der Gewohnheit wird dieser Zustand als "normal" empfunden. Der begleitende Effekt der ungesunden Lebensweise ist damit verbunden. Das Kind mit dem Auto in den Kindergarten zu bringen, spart einige Minuten, doch damit wird in Folge das Kind im schlimmsten Fall auch zu Fett und dessen Leben, sowie das eigene um einige Jahre verkürzt. Was sind da die paar Minuten, die scheinbar verloren gehen?

Na ja, am Ende muss jeder selber wissen, ob er im Sportstudio den vordersten Parkplatz braucht. Es soll hier aber deutlich werden, dass die Spezies Mensch allgemein viel mehr Bewegung braucht!

Muskelaufbau

Ebenso, wie es dem Sportler oder der Sportlerin wichtig ist, Muskeln aufzubauen, so sollte es dem oder der Dicken auch wichtig sein. Warum? Ohne nun Wert auf absolute Genauigkeit zu legen, liegt der Grundumsatz, also der Verbrauch ohne etwas zu tun, bei Fett so um die 4 bis 5 kcal pro kg am Tag und der von Muskeln bei um die 13 kcal pro Kilogramm am Tag. Eine Frau hat in etwa 30 bis 35 kg Muskeln, ein Mann in etwa 30 bis 40 kg. Ein Rechenbeispiel: 40 kg Muskelmasse eines 80 kg schweren Mannes brauchen demnach (40 kg * 13 kcal) 520 kcal am Tag. Bei einem Körperfettanteil von angenommenen 25 % braucht das Fett, welches hier 20 kg wiegt, (80 * 25 % = 20 kg und 20 kg * 4,5 kcal = 90 kcal) also 90 kcal. Wenn wir das Fett mit den Muskeln vergleichen, stellen wir fest, dass die Muskeln viel mehr Kalorien verbrauchen (520 kcal – 90 kcal = 430 kcal mehr Verbrauch der Muskeln). Bauen wir also Muskeln auf, so dürfen wir mehr essen. Leider ist Abnehmen immer auch mit dem Rückgang der Muskelmasse verbunden. Diesen immer mit einhergehenden Muskel-Abbau gilt es mit geeigneter Ernährung so klein wie Möglich zu halten.

Auch der Muskelaufbau unterliegt gewissen Regeln. Muskelaufbau funktioniert am Besten, in dem wir den Muskel bis zu seiner Grenze belasten und ihn eventuell noch durch geeignete Nahrung unterstützen. Weil Muskeln aus Proteinen aufgebaut sind, müssen wir davon reichlich essen.

Doch auch die Herangehensweise spielt eine wesentliche Rolle. Ich empfehle, vor Allem die großen Muskeln zuerst zu trainieren. Warum? Wenn Du z.B. zu erst deinen Trizeps trainierst, hast du vielleicht danach keine Kraft mehr in den Armen, um danach die Brustmuskulatur zu trainieren. Die größten Muskeln sind die Schenkel. Generell sind Übungen, die so stark belasten, dass nur wenige Wiederholungen möglich sind, die effektivsten zum Muskelmasse aufbauen. Es wird z.B. ein Gewicht acht mal mittels eines Übungsgerätes angehoben. Diese Übung wird z.B. dreimal wiederholt. Wenn Du bei dem dritten Durchgang das achte anheben noch schaffst, so solltest du eventuell das Gewicht erhöhen. Du signalisierst dem Muskel damit, dass er nicht ausreicht. Er wird dann wachsen. Dies wird er jedoch in der Ruhephase tun, weshalb diese genau so wichtig ist. Bei dieser Trainingsart wirst du etwas bemerken. Die ersten Anstrengungen gehen nahezu ohne stärkere Atmung. Die erste Energieversorgung der Muskeln erfolgt mit dem Kurzzeitspeicher in der Muskulatur und braucht keinen Sauerstoff. Erst wenn das aufgebraucht ist, kommst Du außer Puste. Die verbrauchten Kurzzeitspeicher müssen nach dem Training wieder befüllt werden und können bis zu 300 kcal aufnehmen. Aber Achtung! Hohe Gewichte bei falscher Körperhaltung verursachen sehr schnell Schäden, die unter Umständen nie mehr zu beheben sind. Lass Dich in einem Fitness-Studio beraten oder besorge dir entsprechende Literatur.

Trainingsablauf

Wer trainiert, sollte das richtig tun. Es gibt verschiedene Trainingsziele, die unterschiedliche Trainingsmethoden verlangen. Wie beim Thema Muskelaufbau schon geschrieben empfehle ich dringend eine Unterweisung in einem Fitnessstudio. Dabei sollte erst geklärt werden, was die Ziele sind, also Fettabbau oder Muskelaufbau oder eventuelle Gelenkschäden zu behandeln oder auch, einfach etwas fitter zu werden. Jedes Trainingsprogramm ist anders und jeder Mensch ist unterschiedlich. Deshalb ist ein Trainingsplan sehr ratsam. Einen Ernährungsplan halte ich für ebenso ratsam, dieser wird aber so gut wie nie erstellt.

Eiweißpräparate

Weit verbreitet in den Fitnessstudios, vor allem unter den jüngeren Menschen, sind sogenannte Eiweißpräparate. Sie versprechen schnellen Muskelaufbau. Die teuren Geräte im Fitnessstudio und das Eiweiß-Pulver sollen große Mühen ersetzen und schnellen Erfolg bringen. Selbst beim Abnehmen sollen solche Eiweißpulver behilflich sein. Was ist dran und was ist gelogen?

Ob Befürworter oder Gegner, faktisch stimmen diese Aussagen: Selbst beim Abnehmen sollte der Muskelabbau so gering wie möglich gehalten werden, damit wie erklärt, die Muskelmasse erhalten bleibt und mit dem hohen Grundumsatz weiterhin Energie verbrannt wird. Besser noch, die Muskeln sollen ja zunehmen, auch oder gerade bei der Gewichtsreduzierung, um den Jo-Jo-Effekt gering zu halten.

In aller Regel bestehen diese Präparate aus Molkepulver oder aus Soja, mit einem Proteinanteil von ca. 80 %. Die restlichen 20 % sind oft Zucker und Fett und manchmal wurde die Packung auch an einem Vitamin vorbei getragen. Ich will nicht unerwähnt lassen, dass es hier sehr hochwertige Produkte gibt. Nur ist es wohl nicht die oberste Priorität aller Hersteller, dass das Zeug optimal für Dich ist. Eher soll es wirken. Und das tun auch Produkte, die billiger herzustellen sind, als die hochwertigen.

Ganz entscheidend für die Funktion dieser Pulver ist, dass Du etwas tust. Ohne Training weiß der Körper nicht, wohin mit dem Zeug und du gehst unter Umständen auf wie ein Luftballon. Auch die

Dosierung ist elementar wichtig, ebenso wie der Zeitpunkt der Einnahme. Die DGE empfiehlt 0,8 g Protein pro kg Körpermasse pro Tag für den Normalo und bis zu 1,4 g Protein pro kg Körpermasse am Tag für den Sportler.

Ein Shake wird laut Anleitung eines Herstellers zubereitet, indem 25 g Pulver mit 250 ml Milch mit 1,5 % Fettanteil gemixt werden. Der Hinweis, dass dies eine ausgewogene Ernährung nicht ersetzen kann, entspricht wohl auch bei den billigen Shakes absolut der Wahrheit. Wir rechnen mal nach...

Aus der Milch:

1,5 % Fett aus 250 ml Milch = 3,75 g Fett

ebenso ist hier ca. 5 % Laktose drin. Laktose = Zucker = Kohlenhydrat = 12,5 g Zucker

Ebenso entsprechen die enthaltenen ca. 3 % Eiweiß = 7,5 g Protein

Aus dem Pulver:

In einem Shake-Pulver sind laut Datenblatt eines von mir heute getrunkenen Pulvers (25 g):

Fett (4,5 g pro 100 g) = 1,125 g

Zucker (3,5 g pro 100 g) = 0,875 g

Eiweiß (81,9 g pro 100 g) = 20,475 g

Fällt Dir was auf? Wenn wir das mal ganz ohne für und wider betrachten, hat das Pulver nicht ganz dreimal so viel Protein, wie die Milch, in der wir es anrühren. Die empfohlene Milch ist Fettreduziert, wahrscheinlich um den Anteil an Kalorien gering zu halten. Haut das hin?

Gesamtenergie der 250 ml Milch:

3,75 g Milchfett * 9,3 kcal + 12,5 g Milchzucker * 4,1 kcal + 7,5 g Milchprotein * 4,1 kcal = 117 kcal

Das Pulver (25 g) hat:

1,125 g Milchfett * 9,3 kcal + 0,875 g Milchzucker * 4,1 kcal + 20,475 g Milchprotein * 4,1 kcal = 98 kcal

In der Summe sind es 215 kcal bei ca. 28 g Proteinzufuhr, was ein beachtlich guter Wert sein könnte. Warum nur "könnte"? Ich habe vergeblich nach der wichtigsten Angabe auf der Packung gesucht, die Biologische Wertigkeit BW. Deshalb habe ich im Internet andere Hersteller gesucht und vermisse auch dort oft die Angaben zur BW. Wenn ich Hersteller eines Produktes wäre, das besonders gut ist, so würde ich die besonders guten Eigenschaften auf die Packung drauf schreiben. Wie dem auch sei, gehen wir von einem guten Molke-Protein und einer BW von 110 aus und rechnen bei der Milch mit einer BW 88, so entspricht das einem Eiweiß-Gewinn von 20,475 g * 110 % BW + 7,5 g * 88 % BW = 22,5 + 6,6 = 29,1 g bei 275 Gramm Nahrung und 215 kcal Energie.

Ein Wundermittel?

Einen Vergleich dazu: Kartoffeln mit Ei, ohne Fett in der Keramik-Pfanne zubereitet (275 Gramm). Diese verteilen sich zu 65 % auf die Kartoffel und 35 % auf das Ei.

Kartoffeln haben etwa 69 kcal pro 100 g und bei unseren 65 % aus 275 g entspricht das 123 kcal.

Der Einfachheit halber habe ich das aus einer Tabelle abgelesen.

Protein = 2 g

Das Ei komplett, ohne Schale (Vollei) entspricht 154 kcal pro 100 g und bei unseren 35 % aus 275 g ergeben sich so 148 kcal.

Protein 12,9 g

Protein Gesamt 14,9 g bei 271 kcal

Auch auf der Verpackung der Kartoffel und der Eierschale stand keine BW. Deshalb schauen wir in die Tabelle und stellen etwas merkwürdiges fest: Kartoffel: BW 99 und Vollei BW 100 (das ist ja auch der Referenzwert). Aber beide kombiniert haben eine BW von 140, der Hammer!

Nun nehmen wir also noch die 14,9 g * 140 % = 20,9 Gramm Eiweiß-Gewinn bei 271 kcal.

Ich rechne es zum Vergleich noch auf 100 kcal um ...

Shake: 29,1 g Proteinwert / 215 g * 100 = 13,5 Proteingewinn

Kartoffel mit Ei: 20,9 g Proteinwert / 271 * 100 = 7,7 Proteingewinn

Das Verhältnis ist 13,5 / 7,7 = 1,75.

1,75 Mal besser schneidet hier der Shake anscheinend ab. Anscheinend?

Bitte bedenke, nach dem Shake bist du eventuell nicht so satt, wie nach dem Essen von Kartoffeln mit Ei. Außerdem haben die Zufuhr, Verdauung und Entleerung aus dem Magen sicherlich eine unterschiedliche Dauer. Die Resorbtion (Aufnahme im Darm) hängt auch von der Geschwindigkeit der Magenentleerung und der Transportgeschwindigkeit im Darm ab. Die Messung solcher Vorgänge ist sehr Komplex und habe ich nicht durchgeführt und will deshalb auch nichts behaupten. Ich will hier nur verdeutlichen, dass das Pulver keine Wunderwaffe ist. Würdest Du nach dem Shake ein belegtes Brötchen essen und zu der Kartoffel-Ei-Speise ein Glas Wasser trinken, so würde wohl das Pulver verlieren. Beim gesunden Supersportler, der unterwegs ist, sehe ich klare Vorteile im Shake. Als Maßnahme zur Gewichts-Regulation erachte ich den Shake aber für nicht geeignet, was wieder einmal meine persönliche Meinung ist. Mach dir selber Deine Gedanken dazu. Bedenke dazu bitte auch die sekundären Pflanzenstoffe, die Ballaststoffe, die Mineralien, die Motivation des Herstellers und das Sättigungsgefühl.

Einen Protein-Tipp hab ich dir aber, der funktioniert sogar unterwegs ganz gut. Harzer Käse z.B. als Harzer Rolle bekannt hat pro 100 g etwa 30 g Protein und nahezu 0,0 Kohlenhydrate und nahezu 0,0 Fett, weshalb er auch nur ca. 125 Kcal pro 100 g liefert. Eine Kontrollrechnung: 30 g * 4,1 Kcal (pro g) = 123 Kcal. Rechne mal selber nach, das Pulver hat wohl kaum noch eine Chance. Dieser Käse kostet übrigens ca. 1 Euro. Die Shakes, zumindest im Fitnessstudio, sind allermeist mit homogenisierter Milch aufgerührt. Lies mal das entsprechende Kapitel. Wer hat gewonnen ?

Die Körperfettwaage

Eine Körperfettwaage misst den elektrischen Widerstand des Körpers durch Anlegen einer elektrischen Spannung z.B. an den Füßen. Der Strom fließt von einem Fuß durch das Bein hoch, durchs Becken und das andere Bein wieder runter zum anderen Fuß. Der Strom wird gemessen. Weil Fett den Strom nicht so gut leitet, wie Muskeln, kann erkannt werden, ob die Person mehr oder weniger Körperfett-Anteil besitzt.

Da wir die Körpergröße und das Gewicht, sowie unser Alter eingeben, schaut der kleine Computer in der Körperfettwaage in einer Art Tabelle nach, wie viel Körperfett wir haben. Ob dein Fett auf den Hüften Sitzt oder am Bauch, kann das Teil wohl schlecht erkennen. Nun zeigt das tolle Teil eben etwas an, das es vermutet. Dabei berücksichtigt es, ob viel oder wenig Strom fließt. Sind deine Füße feucht, trocken, kalt, warm, hast Du Salz gegessen oder ausgeschwitzt, Hornhaut oder eher zartes Gefieder, das kann diese Apparatur alles nicht erkennen. Obwohl das alles erheblichen Einfluss auf das Ergebnis hat. Das Gerät zeigt Dir einen Wert an, der wohl weniger mit dieser Methode gemessen werden kann, als ein Wert, der vermutet wird.

Darum gibt es Aussagen, die lauten: Immer zur selben Tageszeit messen, am Besten morgens und immer das selbe Gerät benutzen.

Es ist nicht so, dass der Widerstand mit einem anderen, baugleichen Gerät nicht genau gemessen wird, eher hat die Software im Inneren mit einem Softwareupdate eine andere Tabelle bekommen und dein

Ergebnis ist eher ein Zufallsprodukt. Da Du aber nur eine solche Fettwaage hast und immer morgens vor dem Essen und nach dem Pinkeln drauf stehst, kannst Du zumindest eine Tendenz erkennen und mehr ist bei dem Preis für solch ein Gerät auch gar nicht zu erwarten.

Wer es genauer und auch billig will, der sollte ein "Caliper" verwenden, wozu Du im Internet viele Informationen finden wirst.

Elektrische Muskelstimulation

EMS, die Wunderwaffe. Gehört dieses Thema zur Ernährung? Was hat das mit TopFitEssen zu tun? Die EMS verspricht "Nichts tun und abnehmen" möglich zu machen. Wie soll das funktionieren?

Durch das Anlegen einer pulsierenden elektrischen Spannung, werden Muskeln zur Kontraktion gezwungen. Das ist nichts neues, denn jeder Herzschrittmacher tut das selbe. Nur tut ein Herzschrittmacher das in einer viel niedrigeren Intensität. Auch unser Hirn tut das im ganzen Körper mit einer noch -zig tausendmal niedrigeren Intensität.

Es ist auch eine bekannte Methode zur Folter und wer solch ein Gerät einmal ausprobiert hat und dabei die Intensität etwas zu hoch eingestellt hatte, der weiß, wovon ich schreibe.

Warum finde ich das Sch...?

Ein paar Grundlagen sind zum Verstehen der Gefahr von EMS notwendig. Ich beschreibe das Prinzip so einfach, wie ich es nur kann. Jede(r) sollte das verstehen können, wenn nicht, auch nicht schlimm. Es ist so, dass Fett den Strom nicht so gut leitet wie z.B. Muskelmasse. Damit unser EMS funktioniert, kleben wir uns die mindestens zwei Elektroden (Pads) auf den fetten Bauch. Der Reiz-Strom wird eingeschaltet und unsere Bauchmuskulatur beginnt zu zucken. Hallo? Wie kommt denn der Strom durch das Fett, das leitet doch schlecht? Na ja, viel hilft viel, im Bezug auf die elektrische Spannung. Wir stellen eben einen Wert ein, der wirkt. Damit erhöhen wir die Spannung. Der Strom findet seinen Weg ganz von alleine und teilweise geht er direkt durch das Fett hindurch. Teilweise! Andere Teile gehen um den Muskel herum und greifen von hinten an. Der Muskel kriegt den Impuls, so viel ist mal klar, er Zuckt ja auch. Auf der Reise des Stroms durch den Körper, kommt dieser an schönen Orten und auch an Organen vorbei, der Leber und dem Herz zum Beispiel. Herz? Herzschrittmacher? War da was?

Wohl eher weniger, denn das EMS-Gerät hat ja ein CE Zeichen. China Export? Ja, da kommt es oft her und die würden ja nicht etwa...

Wirken tut es auf jeden Fall. Ich habe nach einem Unfall mit drei Monaten Liegezeit im Krankenbett unter medizinischer Aufsicht EMS aus einem Gerät mit mehr als nur CE Kennzeichnung am Bein, weit weg vom Herz, auch verabreicht bekommen und bin froh darum.

Mach Dir bitte ein eigenes Bild davon, ich habe nur versucht, das mit dem Strom mal zu erwähnen. Ich bin übrigens staatlich geprüfter Elektrotechniker und habe entsprechende Messgeräte und unter Anderem auch EMS-Geräte. Aber nicht zur Anwendung an mir.

Magnetfeld und Schlaf

Aber das ist jetzt weit hergeholt, was soll denn das mit Ernährung zu tun haben?

Unumstritten ist, dass Schlaf eine wichtige Rolle für die Gesundheit spielt. Auch beim Abnehmen ist ein guter und langer Schlaf wichtig. Der Körper sollte Zeit finden, um die Organe und Muskulatur zu reparieren. Reparieren? Da ist doch nichts kaputt! Beim Muskeltraining überlasten wir die Muskeln und sie nehmen etwas schaden. Das ist normal, auch andere Organe kriegen mal was ab und unser Körper kann ja super gut reparieren und tut das kontinuierlich. Gerne macht er das, wenn gerade nichts los ist, die Ampel an der Kreuzung wird ja auch nicht in der Stoßzeit repariert. Oder doch? Wie dumm ist das denn? Wie viel schläfst du? Die Reparatur der Muskeln braucht übrigens einiges an Energie, weshalb die Wirkung von Muskel-Aufbau-Training sich auch stark im Kalorienverbrauch niederschlägt. Vielleicht hattest Du auch schon einmal nach einem harten Mukki-Training den Eindruck, dass da etwas defekt ist und dass das länger anhält. Nach einer Weile ist das repariert und alles ist wieder gut und es ist ja auch sinnvoll die Feuerwehr ab und zu zu rufen, denn so wissen die wie es geht. Keine Angst vor bestimmten defekten am Körper, für das Allermeiste kriegen wir Ersatzteile. Woher? Genau hier geht es um Ernährung und eben um die Schlaf-Dauer.

Das mit dem Magnetfeld ist aber nun wirklich weit hergeholt. Okay, ich gebe da mal nach und wenn es nicht interessiert, kann ja weiter geblättert werden, ich nehme sonst nirgendwo Bezug auf den Inhalt dieses Kapitels.

Ha, da liest doch jemand weiter. Als ich nach einem Unfall innerhalb von zwölf Wochen 23 kg verloren hatte, … ? Hallo? Wie geht das denn? 23 mal 7000 kcal weg, das sind insgesamt 161 000 kcal und am Tag braucht ein Mann so in etwa 2500 kcal. Und wenn der das nicht bekommt, nimmt er ab und das dauert in dem Fall ziemlich genau 161 000 kcal / 2500 kcal, das sind 64 Tage / 7 = 9,2 Wochen. Nun behaupte ich, das in zwölf Wochen "geschafft" zu haben. Allerdings sage ich dazu, dass ich vier heftige Operationen mit teils hohem Blutverlust hatte und wirklich zwei Wochen gar nichts gegessen habe, was anfangs im Ausland niemanden gestört hatte und für mich noch zu schaffen war. In Deutschland wurde ich unter ärztlicher Aufsicht wieder ans Essen herangeführt. Kaum ein halbes Jahr danach, lag ich mit Unterbrechungen zu Hause immer noch im Bett und habe gefroren und nicht zugenommen. Egal, wie viele Decken ich hatte, mir war so bitter kalt. Darauf hin habe ich von einem Freund eine Magnetfeldmatte ausgeliehen bekommen und diese ließ ich mir von meiner Freundin auf mich legen und einschalten. Zehn Minuten am Tag. Mir war danach wärmer und ich hatte wieder Appetit und legte wieder zu.

Was war da geschehen und was hat das mit dem Schlaf oder gar mit Ernährung zu tun? Da ich ein paar Jahre später eine Weiterbildung beim Arbeitskreis für Elektrobiologie besucht habe und ein halbes Leben als Elektrotechniker gearbeitet habe, kann ich hier ein bisschen Licht ins Stockfinstere bringen. Etwa ein Kerzenlicht. Da ich nun einmal Techniker bin und ziemlich genau 0,0 von 99 % der Wünschelruten-Experten halte, in der Elektromechanik aber alles durch Magnetfelder bewegt wird, habe ich selbst viele Versuche an mir und Anderen vorgenommen. Wer sich in einem wechselnden Magnetfeld aufhält, dessen elektrischer Körperwiderstand sinkt messbar und reproduzierbar. Eine Körperfettwaage (wer es übersprungen hat und es nun wissen will, kann ja zurück blättern) würde nun deutlich weniger Fettanteil diagnostizieren. Dem ist wohl nicht so, also muss sich etwas Anderes getan haben. Das (fast) einzige Element, das ich kenne, welches auf Magnetfelder reagiert, ist Eisen. Eventuell ist nicht gerade deshalb Eisen ein lebensnotwendiges Element. Eisen wird für den Aufbau von Proteinen, die Regenerierung der roten Blutkörperchen (die sind für den Sauerstofftransport zuständig), sowie für die Regenerierung von Muskeln benötigt. Dieses Eisen wird mit einem wechselnden Magnetfeld deutlich verwirbelt. Ein Chemiker, der eine Reaktion beschleunigen möchte, rührt ja auch um. Es wird also der Stoffwechsel gefördert. Mittlerweile hat die Wissenschaft auch festgestellt, dass es im Inneren von Zellen Molekülstrukturen gibt, die auf Veränderungen des umgebenden Magnetfeldes reagieren, genauer gesagt den Mitochondrien, welche den Stoffwechsel vornehmen.

Es stellt sich die Frage, ob wir das unbedingt brauchen. Ein sich wechselndes Magnetfeld gibt es ja in der Natur nicht, das Erdmagnetfeld steht mit Nord- und Südpol fest und der Mensch kannte vor tausend Jahren die Geheimnisse um seine Erzeugung noch nicht. Wie sollte dies demnach Auswirkungen auf unseren Organismus haben? Die Lösung liegt darin, dass, wenn wir uns im Freien bewegen, wir uns gleichzeitig im Magnetfeld bewegen, drehen und wippen und das nun schon seit es den Menschen gibt. Soll mir einer sagen, die Natur habe das nicht zu unserem Vorteil genutzt.

Ich rate deshalb nicht zum Kauf überteuerter Magnetfeldmatten, sondern zur Bewegung in der Natur. Die Auswirkungen von zu starken Magnetfeldern sind bekannt und die erhöhte Gefahr von Hodenkrebs bei Köchen, die den ganzen Tag am Induktionsherd stehen, auch. Fragt sich da noch einer, warum ich das Magnetfeld behandle, beim Thema Ernährung, wenn Begriffe wie Herd und Koch darin vorkommen? Aber das Thema Küche ist ein Extra Kapitel, hier nun weiter mit dem Magnetfeld und was das wohl mit dem Schlaf zu tun hat.

Im Schlaf bewegen wir uns nicht und somit ist das Magnetfeld statisch (fest). Wenn ein sich änderndes Magnetfeld den Stoffwechsel beschleunigt, so wird ein statisches Feld ihn eventuell bremsen und ein zu starkes statisches Feld ihn womöglich noch stärker bremsen. Viele Betten haben ein Eisengestell. Das Erdmagnetfeld ist in der Nähe von Eisen gebündelt und dadurch lokal sehr viel stärker. Aus meiner Erfahrung weiß ich von Menschen, welche Schlafstörungen mit Harndrang, bis hin zu Knirschen der Zähne vermeldeten, denen ich nach Messung des auffällig hohen Magnetfeldes zum Wechsel des Schlafplatzes geraten habe. Wenige Zentimeter tun da viel, doch in der Nähe von Eisen nutzt das nicht wirklich. Ob dies nun durch den Stoffwechsel, der sich ja ändert, hervorgerufen wird oder nicht, der Schlaf war danach oft deutlich besser und der ist unumstritten wichtig, wenn es um das Thema Abnehmen und Regeneration des Körpers beim Sport geht.

Wie so oft, mach Dir selbst ein Bild davon.

Elektrosmog

Jetzt aber. Das hat nichts mit Ernährung zu tun. Nein, aber mit Stoffwechsel. Hast Du schon einmal bemerkt, dass dein Ohr warm wird, wenn Du etwa fünf Minuten mit dem Handy oder mit dem Schnurlos-Telefon telefonierst? Du hast dabei kein Kabel vom Akku zum Ohr und dennoch gelangt mit Sicherheit irgendeine Energie in Richtung Schädel und macht dort etwas warm. Ich kann Dir als Fachmann versichern, dass der Akku genau gleich lange hält, ob dein Ohr direkt am Telefon ist oder 30 cm weiter weg. Nur, 30 cm weiter weg wird das Ohr nicht mehr so warm. Demnach kann die Energie, die für die Erwärmung sorgt, nicht aus dem Akku stammen, sondern muss im Ohr erzeugt werden. Das nennt sich Stoffwechsel und darum hat es damit zu tun. Hochfrequenz scheint unseren Stoffwechsel anzuregen, was ich gar nicht so doof fände, wenn das Ohr am Bauch angewachsen wäre. Da die Wissenschaft derzeit noch darum streitet, ob das schädlich ist oder nicht, entscheide ich für mich selbst. Da meine Ohren in unmittelbarer Nähe meines Rechenzentrums sind, entscheide ich mich für die 30 cm Abstand. Je größer der Abstand zum Sender, desto geringer die Auswirkungen auf den Stoffwechsel (Freisprecheinrichtung).

Mikrowelle

Ja, die Zubereitung der Nahrung wirkt sich auf deren Qualität stark aus. Wer das Thema Elektrosmog nicht übersprungen hat, dem sei noch gesagt, dass ein Handy mit 0,04 Watt strahlt und nicht für die Erhitzung von Wasser optimiert wurde. Wasser, was war da noch einmal? Wie viel % Wasser sind im Menschen? Na ja, die Mikrowelle jedenfalls bolzt da kräftig raus. Viele Techniker, die sich extrem gut auskennen, erklären, dass die Geräte gut abgeschirmt sind und das Spaltmaß in der Tür so dimensioniert ist, dass die Mikrowellen da nicht raus kommen. Ich habe schon öfter gesehen, wie der Paketdienst Kartons durch die Gegend wirft, als Leute, die das Spaltmaß der Mikrowelle nachmessen. Ist aber wohl total ungefährlich, schließlich ist da ein CE-Zeichen drauf.

Nehmen wir mal an, es kommt nichts von den Wellen raus. Aber nehmen wir auch an, dass unsere Lebensmittel in die Mikrowelle rein gestellt werden und dass diese von den Wellen etwas ab bekommen. Wenn wir nun schon wissen, dass Stärke eine Kette von Zuckerteilchen ist und, ich sage mal, die Fette sind auch sehr lange Moleküle, Proteine bestehen aus mindestens 100 Aminosäuren. Und wir wissen, dass wir auf dem normalen Herd das Zeug schon zerlegen. Also ist es wohl naheliegend, dass eine Mikrowelle diese Moleküle auch zerlegt. Die Mikrowelle ist so gebaut, damit sie Wassermoleküle hin und her bewegt. Diese richten sich im elektrischen Feld je nach dessen Polarität aus, ähnlich wie es bei Magneten auch ist. Da diese Wassermoleküle sehr klein, also kurzkettig sind und gut zusammen halten, passiert da nichts. Anders bei langen Molekülen, die nicht so stabil verbunden sind. Beispielsweise bei Omega-irgendwas. Bestimmte Moleküle werden, wenn sie an der falschen Stelle zerbrechen, toxisch. Toxisch heißt giftig. In Milch zum Beispiel sind lange Moleküle. Viele Mütter stellen Fläschchen für ihr Baby in die Mikrowelle und rühren danach wegen der ungleichmäßigen Wärmeverteilung etwas um, sie meinen es ja gut mit dem kleinen Buzzilein. Mahlzeit!

Homogenisierte Milch

Die meisten Leute Wissen, was ultrahocherhitzt bedeutet und wissen H-Milch, wegen der langen Haltbarkeit, zu schätzen. Ich auch, H-Milch ist praktisch. Durch die hohe Temperatur werden Bakterien getötet und die Milch wird luftdicht verpackt, sodass keine Bakterien den Inhalt mehr versauen können. Gut, Punkt, eigentlich nicht aber ich belasse es mal dabei. Was ist aber "homogenisiert"?

Normalerweise trennt sich das Fett vom Wasser und weil es leichter ist, schwimmt es oben auf. Hier nicht. Weil es so weit zerkleinert ist, dass es keine Nachbarn findet, mit denen es sich wieder verbinden kann, ist es mit dem Wasser gut vermischt und bleibt es auch. Es findet keine chemische Reaktion statt und die Bestandteile bleiben somit die selben. Wer nun aber schon einmal mit einer Sprühölflasche ins Feuer gespritzt hat, weiß vielleicht, was passiert. Durch die feine Verstäubung kommt es zu einer Stichflamme, eine Art von Explosion. Würde man das selbe Öl mit Hilfe eines Schlauchs zuführen, würde das zwar auch verbrennen, aber es käme zu keiner Stichflamme. Bei der homogenisierten Milch sind die Fettmoleküle auch so klein wie das Öl bei der Sprühölflasche.

Hat sich da jemand schon einmal Gedanken gemacht, ob es eine Auswirkung auf den Stoffwechsel haben kann, wenn Fett derart "zerstäubt" wird? Ich meine jetzt nicht nur auf den Darm, sondern auf den gesamten Stoffwechsel?

Ich kann aber alle beruhigen, es gibt die Milch auch ohne "Homogenisierung". Ist weniger Arbeit in der Herstellung, aber dafür auch teurer. Komisch.

Ob das etwas mit Unverträglichkeit zu tun hat? Ich behaupte, dass viele, sogenannte laktoseintolerante Menschen nicht laktoseintolerant sind.

Wenn wir schon bei der Milch sind. Es gibt mittlerweile ja ein paar Menschen, die Milch nicht vertragen. Es wird auch gemunkelt, dass es in Urzeiten dem Mensch nicht möglich war, Milch zu verdauen. Viele ältere Menschen vertragen das weiße Zeug auch immer weniger. Mann, was sind das für intolerante Personen. Der von der Natur bestimmte Zweck der Milch ist es, Babys möglichst schnell wachsen zu lassen und deshalb enthält die Milch noch viel mehr als nur Wasser und Fett. Wachsen ist Aufbau-Arbeit und die gilt es zu beschleunigen. Bei der Kuh geht das ca. viermal so schnell wie beim Menschen. Trinken wir Menschen-Milch? Kann eine alte Person schnell wachsen?

Ich denke, Botenstoffe zu sich zu nehmen, die aufbauend wirken, ist nicht ganz verkehrt, wenn jemand Muskeln aufbauen will. Ich denke auch, dass Botenstoffe, die aufbauend wirken, nicht gut sind, wenn Fett abgebaut werden soll. Wenn ältere Menschen die aufbauenden Botenstoffe nicht so gut vertragen, so ist das ganz natürlich. Milch ist ja auch nicht für Rentner, sondern für Babys entwickelt worden.

Joghurt und Käse

Produkte aus Milch sind chemisch betrachtet etwas anderes als Milch.

Wie wird Joghurt hergestellt?

Du kannst und solltest ihn selber machen, es ist ganz easy. Dazu kannst Du Milch kochen, um die Bakterien darin abzutöten und sie danach auf 50 Grad abkühlen lassen. Oder Du kannst H-Milch nehmen und diese auf 50 Grad erhitzen. In diese Milch gibst Du etwa 10–15 % Joghurt zu. Bevorzugt ein Joghurt, welches lebende Bakterien enthält. Gut isolieren, um die Wärme zu halten (die Schüssel in eine dicke Decke einwickeln) oder nachheizen (mit einem Gerät namens Joghurter) und ca. sechs Stunden lang stehen lassen, fertig.

Was passiert da? Die Bakterien, die uns übrigens sehr gut tun, fressen die Milch und vermehren sich wie blöde. Nach wenigen Stunden ist alles gefressen und weil die kleinen Tierchen nicht so flüssig sind, wie Wasser, ist das Joghurt nun dickflüssiger und fertig. Und was passiert nun? Die Tierchen haben nichts mehr zu fressen und können sich außer durch Kannibalismus nicht mehr am Leben halten und verhungern deshalb. Da sie schnell wachsen und sich schnell vermehren, gehören sie nicht gerade zu denen, die lange leben, wenn sie nichts mehr zu Essen haben. Sie sterben in wenigen Stunden oder Tagen. Bis Du sie dann im Supermarkt kaufen kannst, ist das Aas und nicht mehr sehr aktiv, ja. Wie heißt das eine Joghurt noch mal? Aus dem musst Du mal welches selber züchten. Nimm zum Vergleich einmal ein Bio-Joghurt aus dem Glas.

Du willst einen Magerstufen-Joghurt bauen? Dann nimmst du magere Milch und für ein 3,5 % Joghurt nimmst Du 3,5 % Milch. So einfach, und wenn Du das mit etwa einem Liter Milch machst, dann reicht das zwei bis drei Tage und so lange hast du aktives Joghurt. Es gibt gute Anleitungen dazu, die den Vorgang besser beschreiben als ich, auf Youtube. Viel Spaß, es macht echt Freude!

Nicht alles ist Käse

Käse ist auch ein tolles Produkt und sehr gut für Sportler und Muskelaufbau geeignet. Je härter der Käse, umso weniger Wasser ist drin und ein Parmesan kommt ungefähr auf 45 % Proteinanteil! Zu beachten ist dabei auch so einiges, zum Beispiel:

Auch unter den Käsen gibt es Käse. Die Industrie besch.... uns überall, wo es um Geld geht und bei den teuren, harten Käsesorten am Liebsten. Aufpassen also, was drin ist. Die Bezeichnung Parmesan = Parmesan und der ist mir am Liebsten am Stück. Ansonsten gibt es öfters mal was, das so aussieht und so ähnlich schmeckt, das stammt aber oft aus der Hexenküche.

Der Käse an der Käsetheke ist nur als ganze Rolle oder als ganze Einheit zu empfehlen. Hammer, das kostet ein Vermögen, so ein Riesen-Teil. Dann teile es mit Deinem Nachbarn oder kaufe es auf dem Markt, wo Du zuschauen kannst, wie Dein Eck abgeschnitten wird. Warum denn das?

Weit verbreitet ist die weiche Plastikfolie, deren Zweck es ist, eine Schüssel abzudecken und möglichst luftdicht zu verschließen. Damit das möglich ist, muss die Folie sehr klebrig und weich sein. Dazu wird dem Kunststoff "Weichmacher" beigemischt. Weichmacher ist einer der giftigsten Stoffe überhaupt und extrem krebserregend. Der Gesetzgeber regelt es eindeutig: eine Ware darf nur für den bestimmungsgemäßen Gebrauch verwendet werden, ansonsten ist der Hersteller fein raus. Die liebe Frau Babsi hinter der Theke meint es gut und damit der Käse nicht austrocknet, wird er im direkten

Kontakt mit jener Folie verpackt. Über Stunden berühren sich der Kunststoff mit hohem Gehalt an Weichmacher und der Käse, der chemisch dem Kunststoff sehr nahe kommt. Der Weichmacher tritt aus, aber viel schneller als aus dem Gartenstuhl, der im zweiten Jahr hart ist und bricht, und befindet sich nach wenigen Stunden bereits zu einem erheblichen Anteil im Käse. Mahlzeit!

Warum sehe ich so viel von der Folie auf dem Käse? Warum hat noch niemand den Ladenbesitzer verklagt? Der Hersteller ist fein raus und hält skrupellos die Schnauze. Das ist übrigens bei der Wurst genau das Selbe. Der Weichmacher ist fettlöslich und tritt aus. Bei der Kunststoffschüssel ist das in viel schwächerer Form auch der Fall und ebenso bei der Plastikflasche. Da beißt die Maus keinen Faden ab.

Weichmacher sind bekannt für ihre schädigende Wirkung auf die Fruchtbarkeit. Sie haben hormonelle Wirkung, weil sie manchen Hormonen sehr ähnlich sind. Die Hauptaufnahme findet durch kontaminierte Lebensmittel statt. Wen wundert es, bei der riesigen Menge an Plastik, in dem die Lebensmittel verpackt sind? Schon bei der reinen Berührung von Materialien mit Weichmacher, dringen diese durch unsere Haut ein. Ein Beispiel gefällig? Du nimmst den Kassenzettel vom Supermarkt in die Hand und schaust diesen durch. Dieses spezielle Papier enthält auch sehr viel Weichmacher. Beim durch die Finger ziehen, schiebst Du dir eine nachweisbare Menge an Weichmacher durch die Haut und somit ins Blut. Die Veränderung der hormonellen Situation mag gering sein, aber sie ist nachweisbar. Nun will ich nicht Angst schüren, ich will nur darauf hinweisen, dass das Gift "Weichmacher" nicht einmal angefasst werden sollte, geschweige denn ein fettiges Produkt, welches damit in Kontakt stand, noch zum Verzehr geeignet ist. Die Aufnahmemenge ist entscheidend über die schädigende Wirkung, weshalb Du Dir Gedanken über Lebensmittel machen solltest, welche in Plastik verpackt sind oder, so wie zum Beispiel Scheibenkäse, sogar noch großflächig damit separiert wird. Mahlzeit!

Plastikboxen benutze ich auch, den fetten Käse lege ich auf ein Salatblatt oder Brot, wenn vorhanden, und sonst mache ich mir auch keinen Kopf drum. Doch bei Folie, die nicht knistert, kannst Du nun tun was Du willst, solange Du darin eingepackten Käse oder Wurst isst, gehe ich eine Reval rauchen.

Der Apfel

Juhu, ein echt tolles Obst. Die Vorteile ragen heraus. Neben den bekannten Vitaminen, möchte ich auch die unbekannteren Stoffe und Wirkungen erwähnen. Pektin zum Beispiel! Das ist ein Stoff, der auch zum Herstellen von Geliermasse Verwendung findet und im Verdacht steht, den Blutzuckerspiegel langsamer ansteigen zu lassen. Außerdem macht er wegen seiner ballaststoffartigen Substanz länger satt. Beides wurde mittlerweile von der European Food Safety Authority bestätigt. Die Sorte des Apfels spielt dabei eine wesentliche Rolle. Zu bevorzugen sind wohl eher die älteren Sorten, welche auf Streuobstwiesen wachsen. In diesen findet sich hin und wieder ein Wurm. In den Äpfeln aus dem Supermarkt dagegen habe ich seit vielen Jahren keinen Mitbewohner mehr entdecken können. Woran könnte dies wohl liegen? Der Wurm ist ein Lebewesen und will deshalb überleben. In einer lebensfeindlichen Umgebung kann er dies nicht und bevorzugt die "bessere" Wohnung. Da ich den wissenschaftlichen Nachweis nicht erbringen will, folge ich dem Wurm, der wird schon wissen, was er tut.

Neueste Studien mit Personen, die eine Apfelunverträglichkeit zeigen, haben ergeben, dass viele dieser Personen sehr wohl ältere Apfelsorten essen können, ohne darauf allergisch zu reagieren. Die neueren Apfelzüchtungen laufen nach dem Anschneiden oft nicht so schnell braun an. Dies ist auf eine Veränderung der Aminosäuren (Bestandteil von Proteinen) zurückzuführen. Auf veränderte Proteine reagiert der menschliche Körper sehr stark. Ich persönlich bevorzuge die alten Apfelsorten aus heimischem Anbau.

Die Veränderung in den neuen Apfelsorten durch Züchtung ist ja im Verhältnis nur minimal im Vergleich zu gentechnisch veränderten Lebensmitteln. Was wird da noch auf uns zukommen?

Häppchen

Lecker, verlockend und allgegenwärtig. Auch ich habe viele Jahre meinen Weg durch den Supermarkt, an den Regalen mit Süßigkeiten und Knabbereien vorbei gemacht. Die Gummibärchen kaufte ich im Eimer, anstatt in vielen einzelnen Packungen. Sorry, nicht im Eimer, sondern in Eimern.

Heute bevorzuge ich Knabberspaß aus Gemüse, z.B. Karotten oder Schnitzen von Früchten. Gerne esse ich hin und wieder einen Apfel oder zwei und hin und wieder auch eine Schokolade. Diese aber aus mindestens 70-80 % Kakao anstelle von Zucker! Gerne auch Käsehäppchen aus Hartkäse (viel Protein) und regelmäßig Nüsse. Die Rosinen im Studentenfutter sind zwar reinste Kalorienbomben, doch wer gerade nicht abnehmen will und noch Platz in seinem Bedarf hat oder gerade vom Joggen kommt, warum auch nicht. Doch bei den Nüssen greife ich, zumindest beim Sofa-Fernseh-Abend, auch auf die noch von der Natur verpackten Sorten zurück. Geschälte Walnüsse oder Erdnüsse aus der Tüte, würde ich zu schnell verschlingen. Achtung, Nüsse haben Power!

Mit der Zeit wird es zur Gewohnheit, ebenso wie der Verzehr von zu viel Zucker auch zur Gewohnheit wird. Was auf jeden Fall von der Speisekarte verschwinden sollte, sind Chips und andere billige Fette, welche erhitzt und versalzen wurden. Das tut Dir schlicht nicht nur nicht gut, es schadet sogar erheblich.

Unreife Früchte

In unseren Supermärkten liegen ja nicht nur die geraden Gurken, die aus einem unerklärlichen Wahn entstanden sind, sondern auch viel Obst und Gemüse, welches unreif ist. Reife Waren könnten faulen oder unschön aussehen, bevor sie verkauft sind. Was viele nicht wissen, ist, dass Früchte oft erst in den letzten Reifetagen die besten Stoffe bilden. Leider ist es oft nutzlos, diese Früchte nur aufzubewahren, bis sie dann fast vergammeln. Es fehlt die Sonne und die Mutterpflanze. Der Einkauf beim Erzeuger kann hier unter Umständen besser sein. Der Apfel mit Wurm ist mir übrigens lieber als der mit Spritzmittel.

Honig

Wer glaubt, Honig habe weniger Kalorien als Zucker, der glaubt wohl auch noch, dass der Zitronenfalter Zitronen faltet. Okay, das ist etwas überspitzt, 100 g Honig haben 304 kcal, 100 g Zucker haben 387 kcal. Aber bitte bedenke, dass die gesunden Stoffe im Honig auch mit Pestiziden vermischt sein können und es deshalb auch schon Rückrufaktionen gegeben hat.

Zucker und Süßungsmittel

Als ich früher jeden Tag meine Limo trank, hatte ich nicht das Gefühl, dass das zu süß sei. Ich trank das jeden Tag und das mehrmals. Wenn ich heute davon einen Schluck nehme, glaube ich, mein Mund klebt zusammen und ich muss für immer schweigen. Es gibt wahrscheinlich Leute, die nur Limo trinken, doch was hat sich verändert?

Bei den Suchtmitteln wird das Verlangen mit den so genannten "Rezeptoren" begründet. Es soll dabei so sein, dass diese befriedigt werden wollen, damit wir "Glück" verspüren. Wenn davon alle befriedigt sind, so vermehren sich diese Rezeptoren aber. Mehr Material zum Befriedigen aller Rezeptoren wird notwendig. Geben wir den Rezeptoren aber so lange nichts, bis sie fast alle verhungert und nur noch ein paar davon vorhanden sind, so reichen wieder sehr kleine Mengen des Suchtmittels aus, um alle Rezeptoren zu befriedigen und Glück zu verspüren.

Ist Zucker ein Suchtmittel? Wohl kaum, sonst müsste ja auf fast jedem Lebensmittel im Supermarkt ein Schockbild drauf sein, wie bei den Zigaretten. Somit ist wohl klar, das kann nicht sein! Selbst die Regierung wehrt sich gegen zusätzliche Einnahmen durch Zuckersteuer und auch wenn 20 % der Deutschen unter Adipositas leiden, den Rauchern ging es an den Kragen wegen der angeblich hohen Gesundheitskosten, die Medikamente und Behandlungen von an Adipositas erkrankten Menschen scheint harmlos zu sein. Laut der Deutschen Adipositas Gesellschaft waren das wohl im Jahr 2003 nur 13 Mrd. Euro. Aber heute sind wir einen großen Schritt weiter. Die DGE (Deutsche Gesellschaft für Ernährung) empfiehlt, den täglichen Energiebedarf zu mehr als 50 % aus Kohlenhydraten (Zuckerarten) zu decken, also zu etwa 55 %. Der Fettanteil soll etwa 30 % betragen, so verbleiben ca. 15 % für die Proteine. Die Lebensmittelindustrie freut sich, denn Zucker ist billig und Proteine sind relativ teuer.

Nun erreicht uns nach der Aspartam-Welle die Stevia-Welle. Es soll immer natürlicher werden. Ich will hier nichts empfehlen. Also nicht, dass ich von beidem abrate, nein, ich halte es von Fall zu Fall für sehr verschieden. Es gibt Leute, die ohne den süßen Geschmack nicht klarkommen. Hier halte ich die Zuckerersatzstoffe für bedingt sinnvoll. Ich selber versuche, diese Zuckerersatzstoffe weitestgehend zu vermeiden und empfehle den Leuten, die starkes Verlangen nach Süße haben, ihre Rezeptoren nach obiger Methode zu reduzieren. Ein Heroinsüchtiger bekommt als Substitutionsmittel Methadon. Ein Zuckersüchtiger bekommt Zuckerersatz. Achtung! Ich halte das nicht für eine Schande. Ich halte es aber für eine Schande, diese Unmengen an Zucker frei zu verkaufen. Kinder bekommen keine Zigaretten zu kaufen, wohl aber Gummibärchen und noch schlimmeres. Frei ab 0 Jahren.

Die Süßkraft der Zucker-Ersatzprodukte reicht von 100 bis einigen 1000 mal der Süßkraft von normalem Zucker. Es gibt empfohlene Höchstmengen, die zu beachten sind.

Welcher Zuckerersatzstoff soll es werden?

Hier meinen momentan wohl die meisten Menschen, es soll Stevia sein. Die Süßkraft beträgt 300 (eine Einheit Stevia ist 300 Mal so süß wie eine Einheit Zucker) und es ist wohl nicht krebserregend. Aber Vorsicht! Wegen des guten Rufs ist Stevia in vielen Süßigkeiten drin, die tägliche Höchstmenge beträgt 0,004 Gramm pro kg Körpergewicht oder bei einer Person mit 100 kg 0,4 Gramm. Wie viel wir zugeben können, wenn wir es beim Süßen verwenden, ist von dem abhängig, was wir schon im Supermarkt geholt haben. Rein rechnerisch kommen wir mit einer Süßkraft von 300 auf 120 Gramm Zucker, den wir damit ersetzten. Das entspricht 120 g * 4,1 kcal = 492 kcal. Dies entspricht, etwas bildlicher dargestellt, etwa einem Körpergewichtsrückgang von 70 g pro Tag.

Was bedeutet das? Nein! Eben nicht, dass Du, nur weil Du Stevia verwendest, in 14 Tagen ein Kilo weniger drauf hast. Das wäre der Fall, wenn Stevia sättigen würde. Das tut es aber nicht. Stevia ersetzt nicht den Zucker, das sollte einmal klar werden. Stevia, oder welcher Ersatzstoff auch immer, ist ein Gewürz! Das macht NICHT satt. Es schmeckt nur süß!

Manche Wissenschaftler behaupten laut Internetrecherche, dass Stevia ein Signal an das Gehirn sendet, welches Hunger produziert. Ich erkläre das folgendermaßen: Der Körper bekommt das Signal „süß" und verbindet damit Zucker. Er bekommt aber keinen, es entsteht so etwas wie ein Loch, welches gestopft werden will. Wenn, dann verwende bitte Stevia oder andere solche Substanzen als Gewürz und nicht als Zuckerersatz, denn das ist eine irreführende Bezeichnung.

Alkohol

Der Alkohol spielt bei den Brennstoffen ja eine ganz besondere Rolle. Ein Gramm Alkohol liefert 7,1 kcal. Dennoch gibt es Alkoholiker, die sehr wenig wiegen, wie geht das denn? Alkohol kann in sehr geringen Mengen gesundheitsfördernde Wirkung haben. Dies kann eine Entspannung oder Gefäßerweiterung sein. Beim Rotwein mag es auch sein, dass dieser spezielle Farbstoffe hat, die der Körper brauchen kann. Jedoch, bereits ab dem Überschreiten von sehr geringen Mengen ist der Alkohol für den Körper ein Gift. Ein Teil davon kann der Körper verbrennen. Während der Alkohol verbrannt wird, können die Kohlenhydrate in aller Ruhe auf die Rippen wandern. Irgendwann erkennt der Körper, dass das Gift gar nicht so toll ist und verwendet es nicht mehr für die Verbrennung, sondern scheidet es aus. Viele Organe nehmen daran Schaden. An bekanntester Stelle steht hier die Leber. Diese ist zwar in der Lage, eine gewisse Schädigung wieder auszubessern, dies tut die Leber aber nicht freiwillig, wir sind tot ohne ihre Funktion. Im Sport ist Alkohol ein Tabu. Jede Trainingseinheit wird mit dem Bierchen danach zunichte gemacht.

Kurioses und Lustiges

Manche behaupten "Wir lieben Lebensmittel". Warum haben sie dann so wenig davon?

Beim Ölwechsel am Auto achten wir auf Qualität und kaufen das Long-life-Öl für 20 Euro je Liter, beim Salatöl ist aber bei 5 Euro die Schmerzgrenze erreicht.

Das Schoko Müsli eines namhaften Herstellers hat 389 Kcal pro 100 Gramm, das sportlich titulierte Müsli der selben Firma hat gerade mal 388 Kcal pro 100 Gramm. Das nenne ich mal bewusste Ernährung! Kostet zwar etwas mehr, sicherlich ist es aber jeden Cent wert.

Aber wirklich kurios - und am Ende eben doch logisch: Magerquark hat mehr Proteine, als der fettere Quark. Wohl deshalb, weil er weniger "anderes" hat, verschieben sich die Prozente so sehr.

Wer abnehmen will, hat es einfacher, wenn er Fett ist. Jemand ohne Fett muss dazu seine Muskeln opfern oder etwas amputieren lassen.

Ein E-Fahrrad-Akku mit 10 000 mAH und 36 Volt, so üblich, hat 36*10 WStd. = 360 Watt-Stunden, = 1 296 000 Wattsekunden =

Joule was nur 309 Kcal entspricht. Das Fahrrad kommt damit aber weiter als wir Menschen, unser Wirkungsgrad ist wohl gar nicht so gut wie wir glauben. Und zur Info: mAH bedeutet milli-AH, also m = milli = tausendstel. 10 tausend tausendstel ist eine beeindruckende Art die Zahl 10 darzustellen.

Zum Kauen und Verdauen und zur Steuerung unser Fortbewegung, brauchen wir mehr Energie, als zur Bewegung selbst. Das ist ähnlich wie beim Auto.

In der Antike waren korpulente Personen sehr angesehen und sind es in manchen Kulturen noch heute, man denke nur an die Samurai-Kämpfer. Heute werden solche Personen in unseren Breiten eher als weniger Leistungsfähig angesehen, obwohl sie durchaus einen höheren IQ besitzen können als Leichtgewichte. Besonders auffällig ist dieses Phänomen bei höher gebildeten Gruppen, die oft selbst die fettesten Autos fahren. Wahrscheinlich ist beides ein Symbol von Stärke und nur die Bereitschaft zur Paarung ist in den Kulturen unterschiedlich.

Im Internet, beziehungsweise im Darknet findest Du Anleitungen dazu, wie Du deinen Nachbarn mit einer Mikrowelle und einer Sat-Schüssel töten kannst, ohne das Haus zu verlassen. Mit dieser Waffe bereiten wir Kindernahrung zu.

Viele Fitnessriegel heißen wohl so, weil sie der Fitness einen Riegel vorschieben.

„Jetzt geht es wieder aufwärts", sagte der Spatz, als er von der Katze die Treppe hinauf getragen wurde.

85 % der Frauen finden ihren Arsch zu dick, 10 % finden ihn zu dünn und 5 % finden ihn okay und sind froh, dass sie ihn geheiratet haben.

Schlusswort

Ich hoffe, es hat Dir gefallen. Wenn nur etwas davon hängen bleibt, was Deine Ernährung verbessert, haben wir beide etwas erreicht. Wenn es Dir gefallen hat, so darfst Du das gerne weitersagen. Wenn etwas nicht exakt oder nicht ganz richtig ausgeführt ist, so hoffe ich dennoch, den Kern getroffen zu haben. Ich freue mich auf jeden Fall über Kritik und bin über das Internet zu finden. www.topfitessen.de

Ich weiß aus eigener Erfahrung, dass die Umsetzung einer gesunden Ernährung nicht ganz einfach ist und viele soziale Aspekte mit eine große Rolle spielen. Zu Beginn des Buches habe ich beschrieben, was mich damals angetrieben hat. Nun ist fast ein Jahr vergangen und ich plane gerade einen Fahrrad-Urlaub mit ca. 1800 km. Ich fühle mich so fit, wie schon lange nicht mehr und bin mir ganz sicher, dass die Ernährung eine Riesen-Angelegenheit bei meiner Reise sein wird. Bei Weitem nicht nur für den Körper, sondern vor Allem für den Geist. Ich hoffe das Lesen hat dir etwas Spaß bereitet und Du kannst was aus dem Buch TopFitEssen auf Deiner „Reise" brauchen. In diesem Sinne drücke ich Dir die Daumen und hoffe, dass Du Dich TopFitEssen wirst.

Ich wünsche Dir einen guten Appetit,

Dein Wolfgang Beppler